抗癌饮食术

がんにならない 毎日の 食習慣

［日］**济阳高穗**——著

江宓蓁——译

科学技术文献出版社
SCIENTIFIC AND TECHNICAL DOCUMENTATION PRESS
·北京·

图书在版编目 (CIP) 数据

抗癌饮食术 / (日) 济阳高穗著；江宓蓁译 . — 北京：科学技术文献出版社 , 2022.9 (2024.6 重印)

ISBN 978-7-5189-8696-5

Ⅰ . ①抗… Ⅱ . ①济… ②江… Ⅲ . ①癌—食物疗法 Ⅳ . ① R247.1

中国版本图书馆 CIP 数据核字 (2021) 第 251141 号

著作权合同登记 图字：01-2021-6370

「がんにならない毎日の食習慣」（済陽高穂）
GANNINARANAI　MAINICHINOSYOKUSYUKAN
© 2010 Takaho Watayo
Original Japanese edition published by SHODENSHA Publishing Co., Ltd., Tokyo, Japan
Simplified Chinese edition published by arrangement with SHODENSHA Publishing Co., Ltd.
through Japan Creative Agency Inc.
Photo：yosuke kondo
本书译文由台湾世茂出版集团授权出版使用，版权所有，盗印必究

抗癌饮食术

策划编辑：王黛君　责任编辑：王黛君　宋嘉婧　责任校对：张　微　责任出版：张志平

出 版 者	科学技术文献出版社
地　　址	北京市复兴路 15 号　邮编 100038
编 务 部	（010）58882938，58882087（传真）
发 行 部	（010）58882868，58882870（传真）
邮 购 部	（010）58882873
官方网址	www.stdp.com.cn
发 行 者	科学技术文献出版社发行　全国各地新华书店经销
印 刷 者	艺堂印刷（天津）有限公司
版　　次	2022 年 9 月第 1 版　2024 年 6 月第 2 次印刷
开　　本	710×1000　1/16
字　　数	207 千
印　　张	11
书　　号	ISBN 978-7-5189-8696-5
定　　价	69.90 元

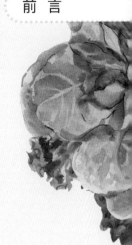

癌症是可以预防和治愈的

目前，每两个日本人就有一人罹患癌症，每三个人就有一人因癌症而死亡。以这个数据所示，癌症可说是现代日本人的"国民病"。

我担任外科医生已经有 40 年之久，在临床治疗第一线持续战斗至今，我一直抱着拯救患者的想法，拼命进修并努力磨炼自己的手术技巧。至今，我完成的手术超过 4000 例，其中大约有一半是癌症手术。不知从何时起，我开始觉得，想让癌症痊愈，手术、抗癌药物和化疗三大治疗方式的效果，会不会还是有限度？这部分我将在第三章加以详述。

2002 年，日本进行的一项癌症患者的术后追踪调查，让我由猜测转为确信。一般来说，"癌症的治愈"是以五年存活率[1]为基准值的，然而我发现，这次调查的五年存活率仅为

1　指某种肿瘤经过各种综合治疗后，生存五年以上的比例。

52%，这个数字让我惊愕不已。尽管患者的癌细胞都已清除干净，但实际上，还是有半数左右的患者撑不过五年。

想要拯救患者，我该怎么做？想要预防复发、让患者从癌症中获得真正的解放，我到底该做些什么？

最后，我得出了结论——必须从根本改变患者所拥有的"癌症体质"。在参考了许多以饮食改善病症的病例和前人注入心血结晶完成的饮食疗法后，我开始认真地研究自己 20 多年前就非常有兴趣的"癌症与饮食之间的关联性"。

我最后得出的成果，就是"济阳式饮食疗法"（营养·代谢疗法）。

癌症是生活习惯导致的

我曾经询问过约 2000 个做过手术的癌症患者，他们的饮食几乎都是以肉食为主，蔬菜摄取量不足，盐分摄取过多；此外，其中吸烟者也占了大多数。长年担任外科医生所积累的经验，让我只要看到患者的病症，就能知道他们的饮食习惯。

世界知名的流行病学家理查·多尔博士曾在 1981 年发表过一篇著名的研究，其中也提到"罹患癌症，有 30% 是因为抽烟，35%是因为饮食，如果把药物、添加剂等物质也包括在内，那么有40%～50%是因为经口摄取的食品"。实在是真知灼见。

癌症就是生活方式病。也就是说，只要改善饮食习惯和抽烟等生活习惯，癌症就有六至七成的可能性得到改善，可见饮食习惯和生活习惯会造成"癌症体质"。

我对日本现代的饮食习惯与生活习惯，有着相当大的恐惧。

我们现在吃入口中的食物，笼罩在农药、防腐剂、化学添加剂等有害物质中。另外，动物性脂肪、蛋白质和油脂的摄取过量也是一大问题。经常食用快餐、便利店的便当、加工食品这一饮食习惯，早已不局限于年轻族群，老中青三代都是如此。

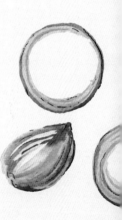

经常摄取这类营养价值偏低，并且加进了许多农药与添加剂的食品，却要求身体保持元气、不生病，根本就是强人所难。长期摄取这类食物，只会让人的免疫力越来越差。

垃圾食品起源于纳粹的野战口粮

现在我要谈谈大家常吃的汉堡与炸鸡等垃圾食品。大家都说垃圾食品对身体有害，那么到底为什么有害呢？

垃圾食品起源于第二次世界大战时德国纳粹军队的野战口粮，是为了在战场这一特殊环境下将士兵的体力发挥到极致而做出来的食物。战前德国的科学水平在世界上属于一流，当时的德国营养学家们绞尽脑汁，认为增强体力最好的方式就是每日摄取 4200 大卡的饮食，所以做出了这样的口粮，再加上酒类和其他零食，一天摄取的热量随便就能超过 5000 大卡。这种口粮就属于容易增加脂肪的高热量饮食。

人类每日必须摄取的热量是 1800 ~ 2000 大卡，从这点来看，5000 大卡这个超乎想象的数字，马上就能让各位了解问题所在，这些高热量食品纯粹只是为了创造出更强大的军队，就像是为了量产强大机器人而制造出来的非人道饮食。

后来，美军也承袭了纳粹的野战口粮规格。第二次世界大战结束后，美国仍然继续进行朝鲜战争和越南战争，从战场上回国的美国大兵，无法忘怀高热量饮食，所以持续追求着这类食物。

正因如此，美国经常出现心脏病等生活方式病，最早发现心脏病危险性的国家就是美国，于是他们自 1970 年开始实施了一连串的健康政策。这一部分将在第一章加以详述。

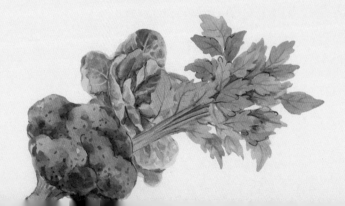

　　我有证据可以证明垃圾食品会对身体造成危害。大约在1965 年，当时我还是医学院的学生，课堂上使用的英文版教科书刊载了一张朝鲜战争期间因心肌梗死去世的士兵的解剖图，这个士兵是一名 26 岁男性。那时不论是指导老师还是我们学生都觉得匪夷所思，不解为何 26 岁的男性竟然会死于心肌梗死。

　　然而，如果起因是超高热量的野战口粮，那就的确有可能发生。血管会因为脂肪栓塞而阻塞，动脉硬化也会因此提早发病，原因就在于垃圾食品所蕴含的高脂肪和盐分，所以再怎么年轻都有可能发作。世界知名的《解剖病理学彩色图谱》（*Pathology : A Color Atlas*）一书中也有许多类似病例。

现今最重要的是"预防医疗"

　　现代儿童的饮食习惯非常不好，全日本的校医都为此感到忧心。如果持续现在的饮食习惯，他们到 50 岁左右因病死亡的概率就会急速升高。

　　现在的日本和以前的美国非常相似，让人不禁担心如果再这样下去，别说是民众，就连国家都有可能陷入危机。如今每三人就有一人因癌症而死，病例年年增加。

其实将来是否会罹患癌症，是由你现在每日的饮食习惯所决定的。

我想拯救的癌症患者，当然包括病情正在加重，以及癌症晚期的患者。基于这个想法，最近十几年我一直都以正和癌症搏斗的患者为对象，持续进行研究。

这一次，我获得了出版的机会，所以我首次决定撰写一本可以帮助读者预防癌症的书。不过本书并不局限于癌症，对于以代谢症候群为首的所有生活方式病，本书都能充分提供预防及改善的方法。我认为，良好的饮食就像使用好材料做出好成品一样，只要摄取优良的食物，吸收优良的营养素，自然就能塑造出健康的身体。

未来，"预防医疗"会是预防癌症最重要的一环。

真正的重点不是发病之后再治疗，而是注意预防疾病的发生。我想通过本书提出"济阳式饮食疗法"，来实践预防医疗的理念，如果你能因此重新审视自己的生活习惯，那将是我最大的荣幸。

济阳高穗

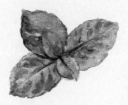

目录

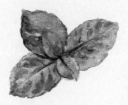

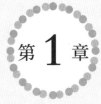

癌症死亡率
激增的原因

第 **1** 章

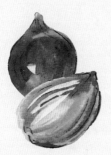

第 2 章　**人类为什么**
会得癌症

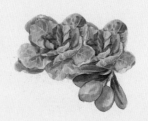

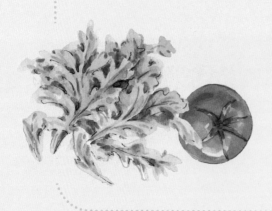

饮食疗法对癌症的益处

第 3 章

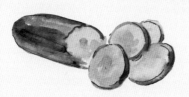

济阳式饮食疗法

第 4 章

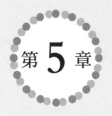

第 5 章 脱离癌症的饮食习惯

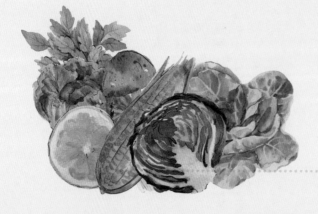

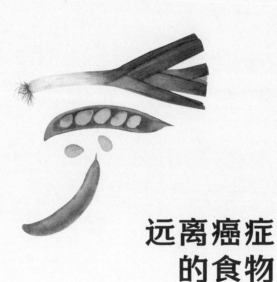

远离癌症的食物

第 **6** 章

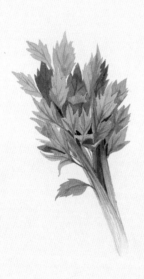

第 **7** 章

可以清除癌细胞的生活习惯

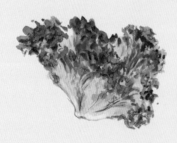

第 *1* 章

癌症死亡率
激增的原因

————

在这40年中，医学出现了惊人而显著的进步，
也开发出不少新的治疗方法，
不过癌症患者的治疗效果依旧
没有获得明显改善。

✿ 日本的癌症死亡率正在增加

自 1981 年起，癌症超越了脑血管疾病，成为日本人的第一大死亡原因，接下来 40 年间，罹患癌症的人数逐年增加，增幅一路领先。在这 40 年中，医学出现了惊人而显著的进步，也开发出不少新的治疗方法，不过癌症患者的治疗效果依旧没有获得明显改善。

现在，日本已经进入了每两个人就有一人罹患癌症，甚至达到每三人就有一人因癌症而死的时代，可见癌症已经成为日本的"国民病"。

2016 年，日本被诊断出患有癌症的人数为 99.5 万，打破了纪录。日本社会正因癌症问题饱受威胁，在无法阻止的状态下，癌症已经成为一种社会问题。

根据日本厚生劳动省的人口动态统计，日本 2009 年的死亡人数为 1,141,920 人，而其中因癌症死亡的人数高达 343,954 人，约为总死亡人数的三分之一。第二名的心脏疾病和第三名的脑血管疾病的死亡人数总和不到 31 万，所以癌症的死亡人数显得更为庞大。这三大生活方式病共占据了日本人死因的六成。

我们应该想办法治疗这三大生活方式病，或是提前预防和争取早期发现，以便进行更有效的治疗。通过这些措施来减少死亡数量，是医生必须面对的巨大课题。

前文曾提及，日本 2009 年的癌症死亡人数为 343,954 人。在 1980 年，癌症还只是日本人的第二大死亡原因，一年的死亡人数约为 16 万人，在

日本人的主要死因

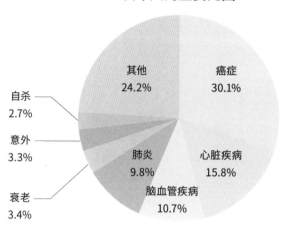

（源自日本厚生劳动省"2009年人口动态统计"）

日本人的个别死因与死亡率

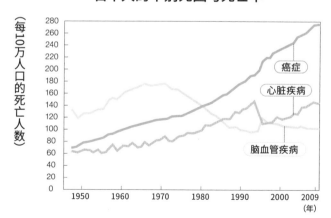

（源自日本厚生劳动省"2009年人口动态统计"）

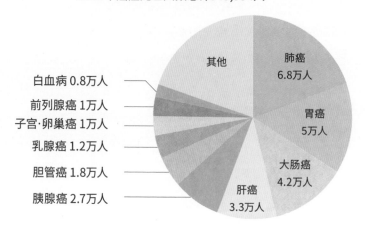

日本的癌症死亡人数

2009年癌症死亡人数总计343,954人

- 其他
- 肺癌 6.8万人
- 胃癌 5万人
- 大肠癌 4.2万人
- 肝癌 3.3万人
- 胰腺癌 2.7万人
- 胆管癌 1.8万人
- 乳腺癌 1.2万人
- 子宫·卵巢癌 1万人
- 前列腺癌 1万人
- 白血病 0.8万人

（源自日本厚生劳动省"2009年人口动态统计"）

2009年就已超过了两倍以上。如果回溯至1960年，现在癌症死亡人数更是超过了三倍之多。

就算只看最近三年，2006年日本的癌症死亡人数为329,314人，2007年为336,290人，2008年则为342,963人。这三年来，每一年癌症死亡人数都以万为单位增加。

日本历史上有长达数十年的时间，癌症死亡人数只以每年几千人的数量缓慢增加。

不仅死亡人数增加，癌症的种类也出现了巨大变化。过去的癌症死因中，最常出现的是胃癌，然而现在大量增加了肺癌、乳腺癌、大肠癌、前列腺癌等统称为"欧美型"的癌症，死亡率也随之攀升。上表列举了日本2009年各种癌症的死亡人数，第一名是肺癌，之后依次为胃癌、大肠癌、肝癌、胰腺癌等。

❀ 人体每天都会诞生数千个癌细胞

现在来简单说明癌症形成的过程。我们人类的身体大约是由 60 万亿个细胞组合而成的，每天会有数千亿的细胞死亡，同时会诞生数千亿个新的细胞。

细胞的更新动作就是新陈代谢，人类借此保持健康。然而不管多么精密的机械都会有出错的时候，细胞在进行分裂、融合时，DNA 可能会出现损伤，造成错误。

DNA 的结构是像两条绳索互相缠绕的双螺旋构造，在 1953 年由詹姆斯·杜威·沃森和弗朗西斯·克里克等人发现，当时被称为跨世纪的重大发现，这个发现让他们在 9 年后获得了诺贝尔奖。

细胞在分裂时，为了正确传达基因情报，必须对 DNA 进行复制。DNA 的双股会先分开，然后各自复制，再次结合，重新产生一对长链结构。这时如果某种原因伤害了 DNA，就会复制出不正常的细胞，这就是因为基因

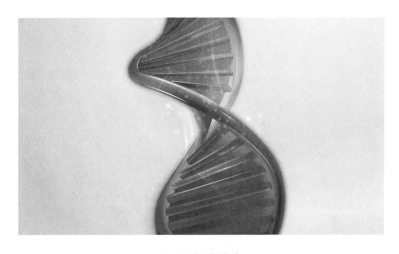

DNA双螺旋构造

损伤和突变而产生的癌细胞，不管多么健康的人身上都会出现这种情况。有一个说法认为，人一天可以产生 5000 个左右癌细胞，然而不管正确数字是多少，可以肯定的是，人体每天确实会产生数千个癌细胞。

尽管每个人都有"原癌基因"，但是并非所有人都会因此罹患癌症。人类的身体拥有能够抑制这些细胞的免疫监视系统，免疫监视系统由免疫细胞中的巨噬细胞、淋巴细胞和自然杀伤细胞（NK 细胞）构成。因为有免疫系统的运作，才能成功击退每日诞生的数千个癌细胞。

然而免疫功能降低等各种原因，会造成某些癌细胞能够逃过人体的层层把关而持续成长，无限反复进行细胞分裂，久而久之便会成长为癌细胞族群。

☼ 日本原本是少有癌症的国家

为什么日本的癌症确诊人数会持续增加呢？原因之一是人口急速高龄化。日本是世界第一的长寿国家，如同前述，癌症是因为基因损伤而产生的疾病，所以越是长寿，就越容易累积基因损伤，也就是基因突变。此外，免疫功能也会因为年龄增长而逐渐衰退。

这就是癌症被当作一种老化现象的原因。高龄人口越多，罹患癌症的人就越多，死亡人数也会理所当然地随之增加。

不过，我认为日本癌症死亡人数持续增加的原因并不止于此，因为美国、英国等其他发达国家的癌症死亡率事实上正在减少。

美国的患癌率和死亡率都在 20 世纪 90 年代前半期开始降低，现在也

不同国家的癌症死亡率比较

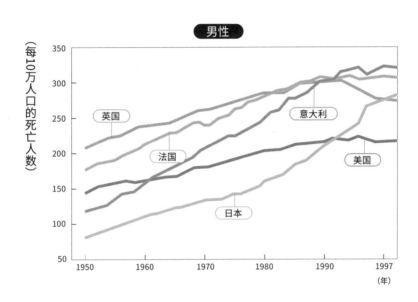

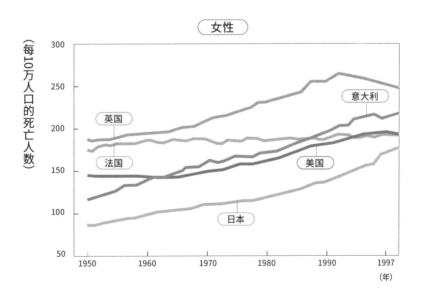

（出自世界卫生组织的调查）

依然在持续降低，意大利、法国和英国的状况也和美国类似。那么，为什么只有日本的癌症死亡率在不断增加呢？

以前，日本在众多发达国家当中，是非常出名的少有癌症的国家，请特别注意上文图表中的 20 世纪 50 年代。甚至当时日本代表参加学会等活动时，有国外的研究学者询问："为什么日本人很少出现乳腺癌和大肠癌呢？"但现在，日本究竟出现了什么问题？

❖ 美国应对癌症的策略

日本患癌人数增加的原因之一是饮食方式欧美化，这一点在后面会仔细讨论。但真正引发此问题的国家，如美国、英国等欧美各国，癌症死亡率反而正在减少。

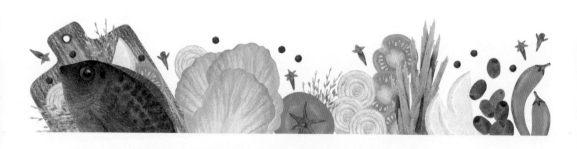

蔬菜食用量减少，会导致维生素与矿物质摄取量不足

20 世纪 80 年代后半叶，美国的患癌人数不断增加，然而以 1990—1995 年这段时间为界，患癌率和死亡率都开始减少，至今仍然维持同样的趋势。

造成此现象的最大契机，就是 1977 年发表的《麦高文报告书》（*Mcgovern Report*）。这是美国参议院委员会的一份调查报告，正式名称为《美国饮食目标》（*Dietary Goals for the United States*）。当年是由委员会的负责人乔治·麦高文参议员负责发表，因此被称为《麦高文报告书》。

当时美国国内癌症、脑卒中、糖尿病等生活方式病急剧增加，国民医疗费用因而大幅提高，负担额度甚至压迫了国家的财政支出。

当时的美国总统杰拉尔德·鲁道夫·福特提出质疑：为什么医学在持续进步，但是生活方式病却没有减少？他因此设置了特别委员会来调查其中的原因。会长麦高文召集了 3000 名医疗、饮食方面的专家，耗费两年时间彻底调查美国国民的健康与饮食内容，之后他们向委员会提交了一份 5000 页的报告书，也就是上文所说的《麦高文报告书》。在此稍微介绍一下报告书的内容。

○ 以肉食为主的饮食生活，会造成癌症、心脏病与糖尿病。

○ 蔬菜食用量减少，导致维生素与矿物质摄取量不足。

○ 医学界长久以来一直忽视疾病与营养之间的关联。

同时，报告书中也明确指出了"癌症与心脏病等各种慢性疾病，都是以肉类为主的错误饮食习惯产生出来的'食原病'，因此药物无法根治"，以及"我们必须诚实面对这项事实，并立刻改善国人的饮食习惯"。

✿ 美国针对"饮食"改革的政策

后来，这份《麦高文报告书》成为美国饮食习惯的基本指导方针。收到这份报告书之后，美国食品药物管理局（FDA）立刻在 1979 年提出对策，也就是"健康人民"（Healthy People）的健康政策。

从 1980 年开始，FDA 设定了与健康、医疗、饮食相关的各种目标值，并以 10 年为单位，展开目标达成行动。相信他们未来也会持续计算目标达成度，在设定新目标的同时，延续这项政策。

除此之外，1990 年美国国家癌症研究所提出了"计划性食品项目"，呼吁民众积极摄取可以有效防癌的植物性食品（例如，蔬菜、水果、谷物、香辛料等），试图通过饮食来预防癌症。

隔年，同样由美国国家癌症研究所发起的另一项著名的"5 A DAY"运

日本人与美国人的蔬菜摄取量对比

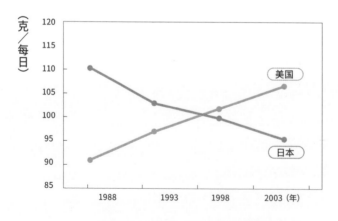

（源自日本农林水产省《食料供需表》）

动，主要内容是"鼓励大家一天食用五份蔬菜、水果"，这是一项启蒙运动。所谓一份就是计算一人份饮食量的单位。

这些付出取得了成效。最近 30 年来，美国的人均蔬菜摄取量正逐年递增，反观日本则是逐年减少。从上页图表可以看出，20 世纪 90 年代后期，两国的人均蔬菜摄取量互相交换了位置，此后差距年年扩大。

1997 年，美国癌症研究协会等单位对关于食物、营养，以及癌症的大量论文进行分析，并将分析结果取名为《国际防癌守则十五条》，向世界各国公开发表。

我一直认为，凡是对国民有益的事情美国人就立刻执行的行动力，真的值得我们学习。

❖ 落后25年的日本癌症对策

就这样，美国每年的癌症确诊人数从 20 世纪 90 年代前半期就开始逐渐减少，虽然距离发起饮食改革运动经过了长达数十年的时间，但努力确实取得了成效。当然，癌症死亡率逐渐降低，也与美国医疗技术的进步和定期体检的普及等各种因素有关。

其实 1971 年，时任美国总统尼克松曾经投入了大量的国家预算，推进"癌症对策法"的研究。尽管后来计划本身因故中断，但美国并没有因为这次的失败而放弃，因此后来才能完成《麦高文报告书》。这项动员全国之力执行的政策，促使美国的癌症死亡率逐年降低。

这正是以"国民的健康才是国家的基础"为方针，治理国家的政府与

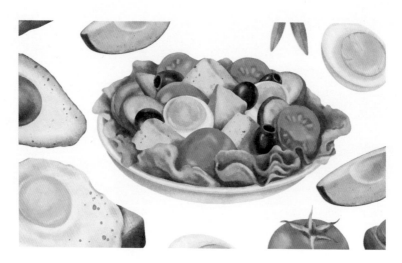

健康饮食是预防癌症的重要方法，水果、蔬菜、香辛料等食物有助于防癌

政治家的气魄。由《麦高文报告书》带动，类似的饮食运动逐渐普及至欧洲各国，英国、法国等国家也仿照美国的做法，陆续在此后的十多年间增设、扩充了医疗营养学相关机构。

　　一般我们认为，日本人的饮食生活出现决定性改变的时期，正是 20 世纪 70 年代初期，对照此时东西方的发展，实在让人觉得无比讽刺，日本在 2006 年才推出了《癌症对策基本法》，这 25 年的差距实在是太大了。

　　如今，日本国内因癌症死亡的人数正逐年攀升，和同时正在逐渐减少的欧美国家相比，明显落后一大截。日本政府对癌症的政策执行，以及医疗过程中对癌症处理方式的相异与延迟，可以说是造成这个现状的主因。

　　我认为东西方的政策，最大的不同点在于"与癌症相关的营养教育与饮食指导"。日本与欧美国家的大学医学系都有医学营养专业，授课时间的差异也能体现出日本的应变速度之慢。美国早在 50 年前的《麦高文报告书》中就再三强调"医学界长久以来一直忽视疾病与营养之间的关联"，而这个问题现在就发生在日本。

✿ 造成癌症的原因，
饮食占35%，抽烟占30%

我在前言曾提到，过去有一份癌症与饮食关联的世界级研究报告，那就是牛津大学教授兼知名流行病学家理查·多尔博士的研究。所谓流行病学，就是以大量群体或广大地区为研究对象，统计生病原因与健康状态等

美国1981年调查的癌症原因

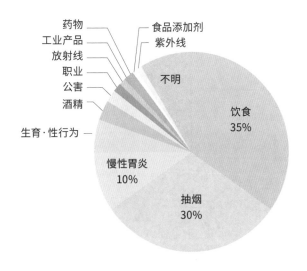

（来源：美国国家癌症研究所，多尔博士/1981）

方面的数值，加以研究的学问。

1981 年，当时隶属于美国国家癌症研究所的多尔博士，曾针对这份流行病学调查结果，对外发表"美国人的癌症有 35% 是因为饮食，30% 是因为抽烟"。如果将酒精、药物与添加剂算在一起，那么癌症原因有 40% ～ 50% 来自于经口食品；如果连抽烟也算在内，两大因素约占癌症原因的 80%。

当时的观念认为患癌症的主要原因是遗传性因素，很难进行预防，至于患癌与否则是纯粹看运气。不过多尔博士的这份研究提出了"癌症是一种生活方式病"，所以只要能够改善抽烟与饮食摄取等生活习惯，就有可能预防癌症。

这份研究获得了强烈的反响。基于这份研究，现在一般认为戒烟和改变饮食习惯能够预防六至七成的癌症，多尔博士的研究成果给现代人敲响了警钟。

❂ 癌症激增是因为日本人改变了饮食习惯

现在看来，日本人癌症持续增加的最大原因，就是饮食习惯的剧烈变化。第二次世界大战后日本饮食习惯欧美化，是罹患癌症的主要原因。

关于这方面，只要看 2000 年日本厚生劳动省发布的食材变迁表就能明白。将 1960 年和 2000 年的数值比较之后（参照下页图表）就会发现，日本人米饭的摄取量仅有之前的 45%，减少了一半以上。

与之相反，肉类和牛奶、乳制品，则分别激增 3.1 倍和 2.8 倍，油脂类也增加了近 2 倍，这些变化是在短短 40 年之间发生的。

谈到饮食生活，我们稍微回顾一下日本的历史。日本人的饮食出现巨大变化的转折点是在明治维新。

日本人之前约长达1200年的饮食习惯认为，来自四足步行动物的肉是不好的东西。这是飞鸟·奈良时代的佛教戒律基本上禁食肉类的缘故。

然而到了明治时代，文明开化后，日本人养成了食用肉类的习惯。经过"日本文明之父"福泽谕吉推荐，明治天皇也开始食用牛肉，牛锅（寿喜烧的前身）开始大受欢迎，肉食开始快速渗透日本人的饮食，不过当时只有部分富裕阶层才能吃到，只占了总人口的一成左右。米饭、鱼类和蔬菜依然是日本人的饮食重心。

后来日本在1945年战败，因看到欧美人高大体格而产生的自卑感，促使以肉类为中心的欧美式饮食在日本快速兴起。再加上美国文化入侵，日本经济方面也开始复苏，致使日本人开始大量地摄取肉类。

日本人饮食生活的变化

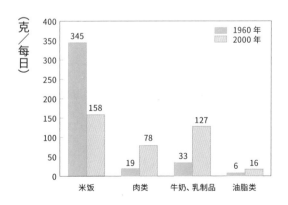

（源自日本厚生劳动省资料）

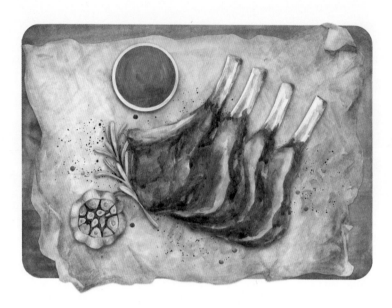

人们改变传统饮食习惯，转而大量摄取肉类，为人体健康埋下隐患

让日本人的饮食生活出现决定性变化的是 1971 年在东京开业的汉堡贩卖店，这些代表美国快速、便宜、不管在哪里吃味道都一样的快餐餐厅进驻日本，这一拥有强大冲击性的食物眨眼间便席卷了全日本。接着，炸鸡、牛排、披萨、冰淇淋等饮食连锁店也纷纷涌入日本，并赢得广大的人气。

日本人的饮食习惯迅速变化，可乐等碳酸饮料的普及也为这个变化推波助澜。虽然饮食口味有差异，但是我相信对于正在阅读此书的各位来说，这些东西或多或少都已经习惯，甚至是相当熟悉的味道。

非常讽刺的是在同一时期，美国正为了改善国民的健康开始着手进行饮食问题的调查与研究。

❈ 冲绳百姓平均寿命下降的原因

饮食生活的剧烈变化，到底会如何影响健康，冲绳县的情况是最好的例子。

过去，冲绳县是以日本第一健康、长寿的地区而闻名。然而冲绳以往一直在日本领先的男性平均寿命，在 2000 年突然急速滑落至低于全日本平均寿命的第二十六名。这个现象被称为"冲绳二十六冲击"，成为当时的热门话题。

排名大幅下降的原因是冲绳居民 35 ～ 44 岁年龄段的死亡率最高，变成了全日本第一名。这个变化，让当地居民产生了危机意识。

造成这个结果的主要原因是当地在战后曾遭受美军占领，饮食习惯发生变化。其中年轻男性受到的影响最大，因为他们逐渐不吃冲绳的传统食物，例如，加入大量豆腐与冲绳蔬菜的蛋炒苦瓜等，转而亲近快餐、牛排等欧美式饮食。

于是过度肥胖随之产生，心脏病等生活方式病也急速增加，当然医疗支出也随之膨胀。现在的冲绳正重新审视传统饮食习惯，努力重组健康饮食。

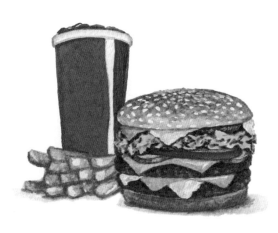

人们不吃传统饮食，转而亲近快餐，容易患上生活方式病

❋ 中小学糖尿病患者是20年前的10倍！

这个问题当然不只发生在冲绳。日本已经在名为"饱食时代"的乌云下超过数十年之久。以壮年工作人口为主，糖尿病等生活方式病正在日本大肆蔓延。

根据日本厚生劳动省《2007年国民健康·营养调查》报告，日本国内的糖尿病患者约有890万，即将罹患糖尿病的人有1320万，总计2210万，超过了2000万大关。2002年的同一项调查结果为总计1620万人，也就是5年内增加了590万人，而且还有年年增加的趋势。

其中最让我感到忧心的，就是中小学生至20多岁年轻一代的饮食。垃圾食物已经变成青少年日常饮食的一部分，调理包食品充斥在每个家庭中。

不吃早餐直接去上学，放学后也是直接前往补习班，晚餐都是在补习班下课之后才吃，或是干脆用快餐随便解决。就算不是吃调理包，餐桌上的菜肴也往往都是养殖鱼肉、养殖鸡肉以及充满添加剂和农药的蔬菜。因为便宜、方便，年轻人常吃便利商店卖的高热量便当，再加上电子计算机和电子游戏的普及，使得外出游玩的机会变少，又出现了运动不足这一负面因素。这些对健康都有非常不好的影响。

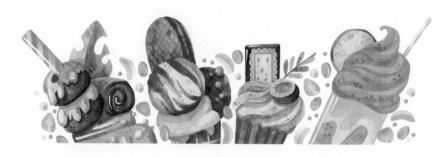

摄入太多甜食、汉堡和油炸食品等，会让孩子们的免疫力下降

近年来，儿童过度肥胖的问题急速增加，小学生过度肥胖的比例已经超过了 30%，同时中小学生患 Ⅱ 型糖尿病也有增多的趋势，和 20 年前相比约增长了 10 倍之多！

全日本的校医都担心，再这样下去，问题可能会越来越严重，这个数字也着实令人担心。

儿童时期的过度肥胖和成人后患生活方式病有直接的关联，这是非常危险的征兆。代谢症候群、失明、肾功能不全等糖尿病并发症，以及心肌梗死等疾病，未来都有可能找上门来。

然而我们担心的不只是未来，如果孩子只食用喜欢吃的东西，甜食、汉堡和油炸食品等，会使他们的免疫力下降。尚未发育完全的孩子体内若是堆积了大量脂肪，随着血液四处流动，淋巴细胞和巨噬细胞等免疫细胞就会常常处理这些脂肪，对病毒或细菌的免疫力相对就会跟着降低。因此，孩子会容易染上感冒等种种传染病。

我认为最近这几年癌症年轻化的现象，和青少年逐渐不吃日本传统食物有着巨大的关联。

☼ 代谢症候群与癌症的关系

日本的《2007 年国民健康·营养调查》报告中指出，40 ～ 74 岁的男性每两人就有一人、女性每五人就有一人罹患代谢症候群，或是潜在患者。代谢症候群又称为内脏脂肪症候群。报告首次公开发表时，与审查基准一并引发了话题。

用腰围推测内脏脂肪堆积量，再加上中性脂肪、血压、血糖等四项测量数值，除了内脏肥胖之外，再有两项以上的数值异常，就会被判断为代谢症候群。

代谢症候群可以引发糖尿病等生活方式病，让动脉硬化加速发生，同时很可能会引起心脏病和脑血管疾病，是很恐怖的病症。报告公开发表时，其致死率之高让各大媒体也跟着紧张起来。

代谢症候群其实和癌症有着密不可分的关系。一旦新陈代谢不良，就会出现体内脂肪增加、血糖值上升、胆固醇值上升、血压上升等症状。这些症状常被认为是糖尿病或心脏病的表现，乍看之下和癌症似乎没有任何关联，不过事实上并非如此。

我会在第二章加以详述，其实罹患代谢症候群会造成血液中的低密度脂蛋白（LDL）胆固醇，也就是坏胆固醇增加。LDL 和自由基结合，会形成氧化 LDL，毒性非常强。为了尽早处理掉这些物质，体内就会出动"处理大队"——单核细胞衍生巨噬细胞，拼命消灭 LDL，进行吞噬，从而产生死亡的细胞残骸，这些残骸会导致动脉粥状硬化，也就是被称为粉瘤的动脉硬化肇因。

说到巨噬细胞与癌症之间的关系，问题其实在于巨噬细胞另一项功能的变化，也就是免疫功能会变差。

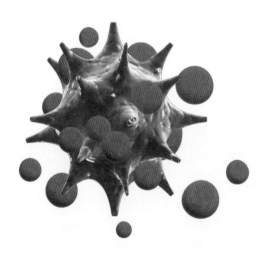

巨噬细胞处理 LDL，帮助消灭人体内的癌细胞

因为巨噬细胞必须处理 LDL，不断吞噬胆固醇后死亡，于是数量变少，如此一来就没有办法清除每天诞生的数千个癌细胞，进而导致癌症。高脂血症、LDL、自由基、动脉硬化、代谢症候群，这些都和癌症有着巨大的关联。

✿ 肥胖与癌症息息相关

中老年男性每两人就有一人是代谢症候群患者，加上日本的患癌人数不断增加，只要注意到这两者之间的关联，你就会发现癌症其实是一种生活方式病。

近年来，和肥胖密切相关的癌症，有逐渐增加的趋势，其中又以乳腺癌和子宫癌为代表。大家都知道，这一类癌细胞容易在雌性激素较多的身

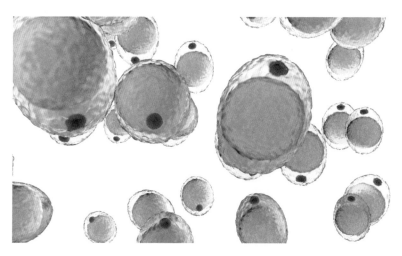

人体内过多的脂肪细胞会分泌雌性激素，容易为癌细胞提供"温床"

体部位出现、增殖。

如果身体过度肥胖，"肥胖细胞"就会分泌雌性激素，促使让乳腺癌和子宫癌恶化的物质产生，癌症的风险会随之升高。

此外，世界癌症研究基金会和美国癌症研究协会共同发表的研究报告中指出，体脂肪的增加会提高患 7 种癌症（大肠癌、停经女性的乳腺癌、食道癌、胰腺癌、子宫癌、肾脏癌、胆囊癌）的风险。我们必须将过度肥胖视为促使癌症发生的风险之一，请各位务必多加注意。

❂ 食品不再值得信任

引发癌症的原因很多，其中还有许多不明之处，世界各地的研究机构正在进行解谜，不过关于食品方面，已经确定农药和食品添加剂等物质和罹患癌症有关。

伪造食品成分标示、产地等问题，往往会引起各大媒体争相讨论，成为社会焦点。近年来绝大多数的饮食问题，发生原因都源于食品工业的大量生产。

相信很多人都觉得自己无法完全相信食品的安全性，不可否认的是，环境污染和食品添加剂泛滥，的确让我们难以维持健康的饮食。不过我们自己的努力也是非常重要的，因为问题的症结主要是以下两点：

○ "便宜就好"的想法。

○ 食材的产销通路。

食材的产销通路，一般被称为食品追溯。这是为了保障食品安全性，利用条形码将其从饲养、栽培阶段就开始的所有加工、制造、流通的履历全部显示出来，进行追踪。

可是很难对所有的食品进行追溯，而且在日常生活中彻底追溯是非常困难的事。最近的农产品包装上，出现了许多生产者的照片等内容，能够给消费者提供农产品产销通路的信息。

食用安全的食物，能够促进我们的身体健康，希望大家平常一定要注意食品的标签或成分表，确认食品的成分。

❂ 社会压力造成身体失衡

现代社会可以称为高压社会，压力又进一步细分为身体压力、精神压力，以及环境压力。

现在的社会充满着压力。全球经济衰退导致高失业率和低就业率，即便有工作的人，也面临着数不尽的压力。因业绩降低而持续下降的薪资，

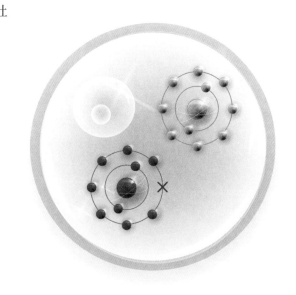

粒细胞完成工作后会产生自由基毒素

过劳，工作中的人际关系和对于未来生活的不安等，现在的上班族不承受压力是不可能的。

当我们承受了过多的压力，身体会有什么变化？首先自律神经会失去平衡。自律神经可分为交感神经和副交感神经，如果一直承受过度的压力，交感神经就会长时间处于紧张的状态。

最近的研究发现，交感神经会对免疫系统产生影响。免疫系统的主角白细胞，主要分为淋巴细胞与粒细胞两种。交感神经会增加粒细胞，而副交感神经会增加淋巴细胞。当交感神经高度紧张时，就会大量产生粒细胞。

粒细胞在完成工作之后会死亡，同时排出自由基等毒素。自由基与癌症的关联，会在第二章详细说明。（注：自由基又称活性氧。）

第2章

人类为什么
会得癌症

癌症不是只有单一发病原因，而是由多种原因综合才导致的。
有可能是环境，也可能是压力，
而其中最重要的因素是饮食习惯。

❀ 代谢异常会导致癌症

癌症是遗传基因损伤引起的一种疾病。然而基因损伤为什么会导致癌症呢？关于癌症的发病原因现在仍有许多未解之谜，普遍为人所知的主要原因是遗传因素、病毒或细菌、紫外线、辐射线、部分食品，以及食品添加剂，还有一部分原因是化学物质。

大家都知道，肝癌和乙型、丙型肝炎病毒的关系相当密切。宫颈癌也是受到人乳头状瘤病毒的影响，宫颈癌预防疫苗的使用，曾登上国际新闻版面。

虽然如此，但明显可以看出因果关系的癌症其实还是少数，大部分的癌症都未能确定发病原因。所以我们可以判定，癌症不是只有单一发病原因，而是由多种原因综合才导致的。有可能是环境，也可能是压力，而其中最重要的因素是饮食习惯。

前述世界知名流行病学家多尔博士的研究指出，癌症发病原因有 35% 是出自饮食。若是一并计算添加剂的影响，经口食用的食物约占所有原因 40% ～ 50%。吃进体内的劣质食物无法完全消化吸收，促使代谢异常，是引发癌症的一个非常重要的原因。

✿ 什么是"营养·代谢疗法"？

我所研发的饮食疗法，正式名称为"营养·代谢疗法"。在此稍微简单说明什么是"营养·代谢疗法"。

所谓"营养"就是我们将赖以维生的食物、水和氧气吸收至体内，并在体内利用这些物质，等到利用殆尽之后，再将废物排泄出去。营养指的就是这一整套流程的作用。

"代谢"指的是在体内运用我们所吸收的食物、水和氧气时，所产生的物质变化、置换或取代等作用的总称。代谢可以产生能量，制造新细胞或是身体组织。

身体的各种细胞都会进行代谢。现在最常听见的名词就是"基础代谢"，它可以产生人类得以存活的最低限度能量，是维持生命活动所需的能量。因为有这些能量，人在睡觉时心脏仍然可以继续跳动，脑部会运作，内脏等各种器官能继续维持功能。如果人类无法进行代谢，能量提供就会中断，生命也就无法维持下去。

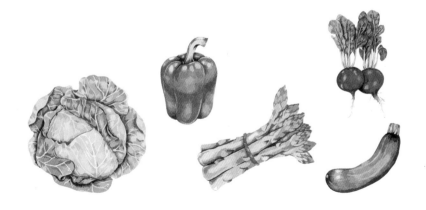

合理饮食有助于保持身体健康

如果"营养·代谢"作用不良，那么生病就是非常合情合理的。代谢不正常，细胞出现损伤，就会产生癌细胞。

我的饮食疗法着重于体内作用和物质变化的过程，试图达成"提升营养"和"代谢正常化"两大目标，简单来说就是要"改善体内系统"。

通过达成这两大目标，我们可以将导致癌症的条件直接破除，逐步提升身体的免疫力。医生会告诉糖尿病患者或是手术后患者多吃某些食物，不能吃另一些食物等限制，以及必须将卡路里摄取量压在一定数字以下的饮食疗法，我的饮食疗法和这类饮食疗法的意义并不相同。希望各位能够在进一步阅读之前，先了解这一点。

❖ 癌症会遗传吗？

在此阐述一下我对于癌症与体质的观点，相信阅读本书的各位一定对这个话题很感兴趣。

当一个人说"我的体质如此，会患癌也是没办法的事"，其中的"体质"和遗传因素基本上是同样的意思。过去大家普遍认为，癌症的起因有半数是出自先天遗传。

然而现在已经确认，由先天性的代谢障碍所引起的癌症，其实只有全部癌症的一成左右，剩下的九成都是由生活习惯与环境等后天因素引起的。

我不能否定完全不存在与生俱来的癌症体质，但是比例相当少。尽管我们都知道，亲子、兄弟等同一个家庭具有癌症发病倾向，这样的案例其实不在少数。

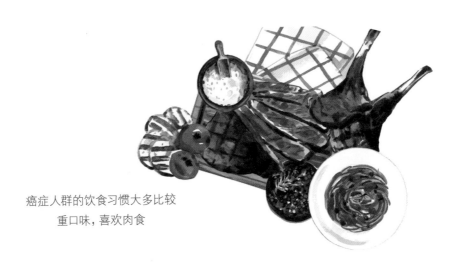

癌症人群的饮食习惯大多比较
重口味，喜欢肉食

"我家就有这种家族病史，爷爷已经因为癌症去世，爸爸也罹患癌症，总有一天我也一定会患癌症，这都是命啊！"类似的对话相信应该经常出现在职场或是聚会上。过去会出现这种说法，是因为大家都认为遗传是罹患癌症最大的原因。

不过我认为这并非因为遗传，而是饮食环境与饮食习惯的原因。家族成员大多都具有相似的饮食习惯，所以饮食中摄取了类似的致癌物质，于是造成患癌风险是以家族为单位来计算的情况。

这类家庭的饮食习惯，通常都是喜欢重口味、肉食，讨厌蔬菜。关于这一点，本书会再详细说明。

就算为了就职或结婚而离开养育自己长大成人的家庭，一般人还是很难改掉已经养成的饮食习惯。一旦类似的饮食习惯不断继续下去，就会出现具有癌症发病倾向的家族病史。

癌症的家族病史乍看之下可能会以为是遗传因素引起的，但是实际上这并非遗传，而是饮食习惯持续传承造成的。其实癌症体质和癌症家族都是源于以饮食为中心的后天习惯。

所以，我认为这类案例大多能通过改变饮食习惯，获得有效改善。

❀ 什么是癌症体质？

我将"癌症体质"定义为容易形成癌细胞并对身体有害的体质。

进一步解释，胃癌就是胃部疾病，肝癌就是肝脏疾病，这些癌症是源自癌症体质所产生的疾病，是以饮食习惯为"体质"基础而发展出来的"全身病"。

癌症的正式医学名称是"恶性新生物"，指的不是从体外入侵的"新生物"，而是这些细胞原本就属于自己，是由自己的身体所培育出来的"新生物"。也就是说，癌症原本就是身体的一部分，只不过培养出这些肉眼不可见的癌细胞的位置刚好是在胃部或者肝脏。

我们体内的免疫力每天都在不断进行着清除癌细胞的活动，所以只要让自己的防御系统，也就是免疫力，高过癌细胞生成能力，就不会罹患癌症。

可惜，人的致癌风险往往会出于某些原因而突然升高，此时如果刚好遇到免疫力衰退，身体就无法清除癌细胞，若经年累月下来，癌细胞就会

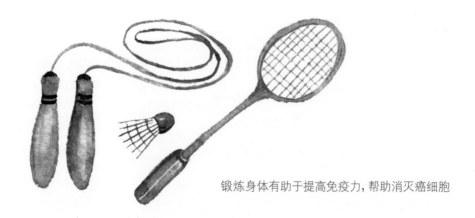

锻炼身体有助于提高免疫力，帮助消灭癌细胞

成长，渐渐演变成癌症。而改变这种状况的关键，就是通过正确的饮食习惯来改善体质。

癌症是自己的生活习惯所造成的，而不是突然进入体内的外来物。

所以我们必须锻炼自己的身体，让体内癌细胞刚出现时，就能被完全清除，或是在出现之后运用免疫力让癌细胞无法成长，这是非常重要的一件事。这么一来，我们就能在自己死亡（癌症以外的原因）之前的漫长岁月中，与癌症好好相处。

不需要过度畏惧癌症，只要对于生活习惯有所坚持和努力，就可以与癌症对抗。

✳ 癌症的四大成因

根据到目前为止的研究与临床实践，我特别重视以下四个癌症成因：

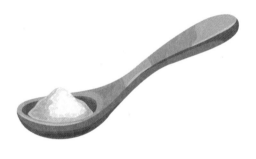

盐分摄取过量是癌症的四大成因之一

　　○ 盐分摄取过量。

　　○ 柠檬酸循环（人体产生能量的途径）出现障碍。

　　○ 自由基增加。

　　○ 动物性蛋白质与脂肪摄取过量。

除此之外，癌症当然还有其他成因。不过我认为这四点就是癌症的主要成因。只要能够针对这四点施以对策，改善平日的饮食习惯，就一定能够有效预防癌症。我希望各位能够了解这四个成因究竟如何与癌症出现的机制一起作用。

✿ 成因一：盐分摄取过量

　　摄取过多的盐分与所有种类的癌症，特别是胃癌有着密切的关联。过去，日本在很长一段时间，胃癌一直都是死亡率最高的一种癌症，男女皆同。作为主食的米饭的确很适合搭配盐分，白米饭加一点盐，做成饭团就可以让人吃得津津有味，根本不需要配菜。健康的日式饮食早已受到国际上的肯定，但唯一的缺点就是盐分过多。

　　关于盐分与癌症之间的关系，日本秋田县曾有过一个著名的调查。秋田县脑卒中等脑血管疾病的死亡率，长年以来一直都是全日本第一。1968年，官方与民间开始合作推行减盐运动。那么，当年的秋田县居民到底摄取了多少盐分呢？

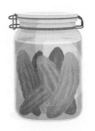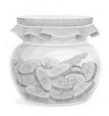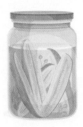

胃癌和摄取盐分过多有密切的关联

当时日本人的平均盐分摄取量是一天 16 克，而现在的平均摄取量是 11～13 克，所以当时是日本全国人民都过度摄取盐分的时代（现在厚生劳动省的建议摄取量已改为 10 克以下）。

然而当时秋田县居民的平均盐分摄取量高达 22 克。秋田县的盐分减量运动目标，是将这个数字减半。事后获得了惊人的成果，经过 30 年，秋田县居民的平均盐分摄取量已经降低为 12～13 克；2006 年甚至降至 11 克。

盐分摄取量降低之后，脑卒中的发病率减少了一半。而且，不只是脑卒中，还有其他病症也得到了改善，像是胃癌的发病率竟然平均减少了三分之一（女性为四分之一），可见减盐运动所带来的改变有多明显。

经过秋田县的调查与减盐运动，胃癌与盐分的关系开始获得医学界的瞩目。

● 冰箱可以降低胃癌发病率

说到胃癌与盐分的关系，我还想告诉大家一个有趣的小故事。我恩师的朋友中有一位是首尔大学的著名外科医生，这个故事发生在餐会上我们恰巧碰面的时候。

"济阳，韩国现在的胃癌发病率已经减少了一半，你知道是为什么吗？"

"我不知道，医生，请问这是为什么呢？"

"那是因为冰箱已经在韩国整个社会普及了啊！"

冰箱开始普及之后，作为储备粮食的腌渍品便大量减少。食物不再需要腌渍，只要放进冰箱就能有效保存。因此盐分的摄取量也跟着减少，胃癌发病率才会减半。

美国现在也是少有胃癌的国家，但其实胃癌在 20 世纪 30 年代之前都还十分常见，相信正是因为冰冻式冰箱开始普及才减少的。也就是说，虽然过程各有不同，但日本秋田县、韩国和美国应该都经历了相同的社会发展。

● 盐分会与幽门螺杆菌一起引发胃癌

过度摄取盐分，会提高罹患胃癌的风险，可是为什么会出现这种情况呢？

首先，长期持续摄取过多的盐分，会刺激胃壁，容易让胃壁变薄、破损。一旦胃壁破损，身体内部就必须不断反复地进行修补工作。任何身体组织都一样，越是频繁地进行修复，细胞癌化的可能性就越高。第一章里曾经提到过，为了修补身体，细胞增殖的时候可能会出现复制失误，导致细胞开始癌化。

另外还有一个非常重要的原因，那就是幽门螺杆菌。胃液原本就具有强酸杀菌的作用，所以胃里应该是没有细菌的，然而 1979 年，人们发现幽门螺杆菌有办法居住在胃壁中（发现并研究幽门螺杆菌的两名澳大利亚医生，巴里·马歇尔和罗宾·沃伦在 2005 年获得了诺贝尔奖）。

后来，科学家确定了幽门螺杆菌就是造成胃溃疡和十二指肠溃疡（二者合称消化性溃疡）的主要原因。人们越是长期待在卫生条件不佳的环境里，就越容易感染这种细菌。现在日本的中老年人，由于当年成长环境的缘故，50% ～ 60% 的人体内有幽门螺杆菌。

其实这种细菌不只会造成消化性溃疡，同时也是引发胃癌的主要原因之一。这一点同样与盐分有关，因为盐分会破坏掉保护胃壁的胃黏膜，使胃黏膜出现损伤。而幽门螺杆菌会寄生在损伤的黏液中，并开始增殖。逐

幽门螺杆菌和香烟都是一
级致癌物质

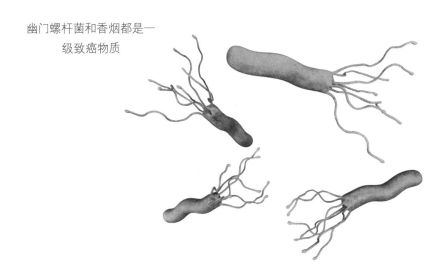

渐增加的幽门螺杆菌，会以各式各样的毒素，使胃壁出现更严重的损伤，然后繁殖出更多的幽门螺杆菌，由此形成恶性循环。因此，细胞出现癌化、突变的风险越来越高。而盐分与幽门螺杆菌的恐怖之处，就在于它们会使癌症发作的风险提高两倍，甚至三倍。最近更有研究指出，幽门螺杆菌本身就拥有促使胃癌发作的基因。1994 年，世界卫生组织（WHO）正式发布，幽门螺杆菌和香烟同为一级致癌物质。

● 矿物质失衡会引发癌症

过多的盐分会引发胃癌，然而过度摄取盐分还会提高所有癌症的患病风险，原因就在于盐分使细胞内外的矿物质无法维持平衡。

现在就来说明矿物质平衡的机制。我们人体的细胞内外，都有某种程度的矿物质（电解质），以及带电负离子溶解在体液中，互相保持固定的平衡。只有在矿物质维持平衡的情况下，人体细胞才有办法正常活动，例如通过细胞膜进行物质搬运等，生命活动会通过这些微小动作维持下去。

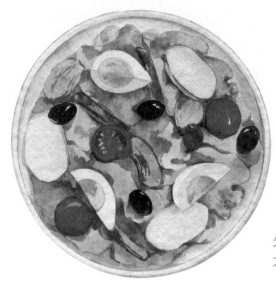

少盐饮食能够预防癌症和生活
方式引起的其他疾病

其中又以钠和钾的平衡最为重要。细胞外侧（血液或淋巴液等细胞外液）拥有较多的钠（盐分），而内侧（细胞内液）含有较多的钾，两者互相保持平衡。如果没有出现任何特殊情况，人体会有效控制这两者，使之平衡。然而若是长期过度摄取盐分，这个平衡就会慢慢崩溃，进而造成细胞代谢异常，促使癌细胞产生与增殖。

因此，减少盐分摄取不只能预防癌症，对预防心脏疾病、脑血管疾病等其他生活方式病，也有重大意义。

❖ 成因二：柠檬酸循环出现障碍

刚刚我们已经浅谈过矿物质平衡的重要性，现在再来进一步地详细说明。我们细胞内外的钠、钾浓度是完全不一样的。细胞内多含钾，而细胞外多含钠，对人体来说，这个状态是非常理想的。

然而就像水会从高处往低处流一样，物质也会从高浓度流向低浓度。由于物质会穿过细胞膜进出，在细胞外的钠会试图流入细胞内，在细胞内的钾则会试图流出细胞外。能够阻止这种情况发生的就是钠钾泵。

钠钾泵能把通过细胞膜进入细胞内的多余钠离子排出去，并把细胞外的钾离子拉进来，努力维持固定的平衡，这个作用称为主动运输。

为了永久进行这项违背浓度自然流向的物质输送，需要相当大的能量。而这里所使用的能量，来自柠檬酸循环（于细胞内合成、产生新物质）产生三磷腺苷（ATP）的过程。

柠檬酸循环是以糖类（碳水化合物）为主要原料，进行连续性的物质变化（代谢），进而产生 ATP 的重要反应，基本上是在细胞内的线粒体中发生。在这个反应过程中，最重要的就是柠檬酸，整个循环是由柠檬酸开始逐一代谢各种物质，最后再恢复成柠檬酸，如此不断反复，柠檬酸循环这个名称就是由此而来。只要这个循环能够进行顺利，就能产生 ATP。柠檬酸可通过摄取柠檬等水果得到。

不过，若是柠檬酸循环未能顺利进行，造成 ATP 不足，钠钾泵就会无法运作，无法管理钠、钾离子的进出。如此一来，细胞内外的矿物质就会失衡，出现代谢异常，最后引发癌症。这是最近十几年才研究得知的。

✿ 成因三：自由基增加

近年来，还有另一种物质被认为可以引发癌症等各种生活方式病，那就是自由基。

人类都是以嘴巴吃进食物、以肺部吸入空气，在体内燃烧食物之后才能获得能量。氧化就是其中一种燃烧方式，而自由基是氧化时产生的废弃物。这是人类只要还活着，就无法避免产生的物质，也就是说，在我们吸入空气的过程中一定会产生自由基。

自由基是一种非常不稳定的物质，会让细胞与物质氧化受损。自由基具有毒性，可用来当作逼退体内癌细胞或异常细胞的武器，所以必须维持在某个定量。然而一旦过剩，就会引发动脉硬化等生活方式病。此外，自由基的毒素还会造成老化加速，特别是当它伤害到遗传基因的时候，就会成为引发癌症的主要原因。

不过人体具备能够清除自由基的抗氧化系统，那是一种拥有去除自由

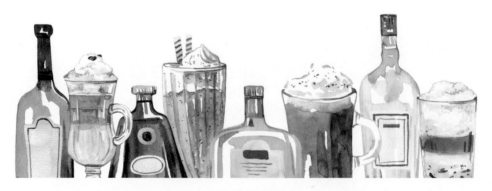

自由基的毒素会造成老化加速，而酗酒是产生自由基的因素之一

基毒素能力的酶，被称为抗氧化物，是体内的清道夫。这种酶能让我们避开自由基的毒害，不过其作用会随着年纪增长而逐渐衰退，衰退后就没办法追上自由基的生产量，进而引发生活方式病与老化等状况。

现代生活充斥着产生自由基的各种因素，例如抽烟、压力、酗酒、农药与食品添加剂、氧化食品、空气污染等。如何对付自由基，已成为我们研究的一大课题。

❖ 成因四：动物性蛋白质与脂肪摄取过量

致癌率最高的食物，就是牛、猪、羊等四足步行动物的肉，这些可以说是与罹患癌症最为相关的食物。其中最广为人知的，就是当动物性蛋白质或动物性脂肪的摄取量增加时，大肠癌和乳腺癌等癌症的发病率也会随之增加。

大肠癌和乳腺癌一般称为欧美型癌症，是日本近年来急速增加的癌症类型。由此可知日本人饮食生活的变化。

美国康奈尔大学的柯林·坎贝尔教授，从过去 40 年的大量研究当中，整理出动物性蛋白质（四足步行动物的蛋白质）的致癌性资料，出版了《救命饮食》一书，立刻受到全世界的瞩目。

此外哈佛大学的沃尔特·威利特教授也发表了他的研究结果，指出每天吃红肉的人，和一个月只吃一次的人相比，前者出现大肠癌的概率是后者的 2.5 倍之多（参照下页图表）。美国著名的医学杂志也指出，每天吃肉的人，大肠癌发病率是一星期只吃一次的 2 倍左右。

为什么会出现这种状况呢？因为对人类来说，动物性蛋白质是一种难以分解的营养素。肝脏被称为人体的巨大化学工厂，能够分解糖类、蛋白质和脂肪，合成为比较容易使用的形态。蛋白质也会在肝脏处被分解成最基本结构的氨基酸，然后再依照身体所需合成。

蛋白质原本就很难分解，而人体又过度摄取，所以肝脏就必须提高酶的活性，才能处理多余的蛋白质，导致分解、合成变得更加繁重。

这就是问题发生的原因。我们人类在忙过头的时候，会犯下一些小失误，肝脏也一样，它可能会把不该接在一起的分子连接在一起，或是搞错排列顺序，而这些失误正好与致癌风险息息相关。

另外，蛋白质摄取过多，还会造成肝脏的另一项重要功能——解毒功能随之变差，导致解毒功能难以发挥，而连带使得免疫机能停止发挥作用，造成癌症发病的风险越来越高。

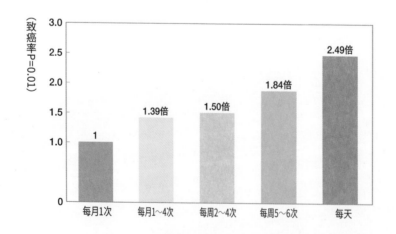

红肉的摄取次数与大肠癌的关系

（资料来自威利特等人，新英格兰医学杂志/1990）

❖ 免疫"巨噬细胞"引起的问题

摄取过多动物性脂肪，尤其是过多的四足步行动物脂肪"饱和脂肪酸"，也会导致癌症。大部分的人都知道，动物性脂肪是造成动脉硬化的主因，但它其实和癌症也有非常密切的关系。

若是摄取过多动物性脂肪，血液中的 LDL 就会逐渐增加。相信大家在体检的血液检查项目中对一项指标很熟悉，那就是"好胆固醇"——HDL（高密度脂蛋白）。血液中的胆固醇会依附在脂蛋白的"运送工具"上，在体内到处移动，这个运送工具分为两种，就是 LDL 和 HDL。

LDL 是低密度脂蛋白的简称，它会从制造处肝脏出发，穿过血管，将胆固醇送到身体各个角落的细胞中。相反，HDL 则会把累积在动脉血管壁上的胆固醇回收送至肝脏。相信大家已经明白 HDL 为什么会被称为好胆固醇了。

胆固醇是制造激素和细胞膜的必备材料，所以负责运送胆固醇的 LDL 并不是什么坏东西，真正的问题出在血管里有太多 LDL，如此一来，过多的 LDL 就会进入血管壁中。

此时癌症成因三所说的自由基，会和 LDL 产生作用。LDL 会因为自由基而氧化，变成毒性非常强烈的"氧化 LDL"，也就是造成动脉硬化的元凶。

人体其实拥有非常优秀的防卫机制，防卫机制会将氧化 LDL 视为对身体有害的异物，并派出免疫系统的巨噬细胞进行处理。

巨噬细胞是顺着血液走遍全身、负责除去异物和病原体的"体内巡逻大队"，它们会永无止境地吞噬体内的异物与病原体（贪食作用）。为了进行处理而吃掉氧化 LDL 的巨噬细胞会逐渐变大，并因为胆固醇过多使整个细胞鼓胀起来，形成所谓的泡沫细胞，最后泡沫细胞会因为破裂而死亡。巨噬细胞通过牺牲自己清除了体内的有害物质。

然而巨噬细胞的"努力"反而引起了麻烦。这种细胞的残骸，以及泡沫细胞会一起沉淀在血管壁上逐渐累积，使血管变得狭窄，这就是所谓的动脉粥样硬化。于是动脉开始硬化，进而成为心肌梗死和脑卒中的主要原因。

巨噬细胞和癌症也有关联性。前面曾提到，我们的身体里每天都会产生数千个癌细胞，全是通过免疫系统加以摘除的。

巨噬细胞和自然杀伤细胞所担任的角色，就是免疫系统的主要功能，不过由于人体摄取了过多动物性脂肪，造成氧化 LDL 增加，使得巨噬细胞为了处理这些胆固醇而疲于奔命。

清除癌细胞的工作因此不彻底，造成免疫力下降，癌细胞变得比较容易出现，同时转移、复发的危险性也跟着增加。

此外，当动脉硬化开始恶化时，人体末梢血液的循环也会跟着变差，导致免疫细胞无法走遍身体每个角落，造成免疫系统出现疏漏、癌细胞增加，所以癌症发生的风险会变得越来越高。

统计数字已经证明，脂肪摄取量越高的人，罹患乳腺癌和前列腺癌的概率也越高。最近这一类癌症在日本国内有逐渐增加的趋势。

✿ 动物性食品会造成肠道失衡

说到动物性食品和癌症的关联性，就一定要提到由肠道细菌所引起的大肠癌。我们的肠道里住有 300 多种、总数高达 100 万亿的肠道细菌，俗称肠道"益生菌"与"有害菌"。

这些细菌每天都会进行激烈的争斗。若是持续食用肉食居多的饮食，肠道细菌中的有害菌就会增加。胆汁是一种消化液，里面虽然含有会损伤肠壁的毒性物质，但是在一般情况下，胆汁的毒性物质会和葡萄糖醛酸结合在一起，毒性被包覆起来，受到抑制。

当肠道内有害菌增加的时候，有害菌就会将这个胆汁中的物质结合解开，活化胆汁内的毒性物质，成为次级胆汁酸，从而提高罹患大肠癌的风险。原本在日本国内相当少见的大肠癌之所以会在这 40 年当中增加了 9 倍之多，我认为和现代人的肉食摄取量增加有着密切关联。

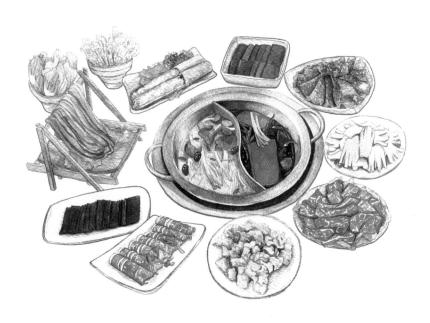

大肠癌与肉食摄取量过多有密切关联

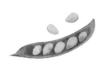

第3章

饮食疗法
对癌症的益处

40多年前，美国就已经得出结论，
以糙米、杂粮、蔬菜为中心的饮食可以
有效预防癌症

✦ "济阳式饮食疗法" 的治疗实绩

本章的主旨，是提出可能预防癌症的各种饮食建议。现在首先介绍"济阳式饮食疗法"的治疗实绩（参照下页图表）。实施对象包括罹患胃癌、大肠癌、肝癌、胰腺癌、胆管癌、食道癌、前列腺癌等共计 201 个病例。从开始指导至今大概 10 年，病例超过 200 个，实在让我感慨良多。

这些病例几乎都是进行当中的癌症，包括晚期癌症。其中约有半数不适合手术，约有四成是复发和远端转移（转移至身体较远的部位）等。这些患者同时接受一般癌症治疗和饮食疗法，得到下页的数据资料。

其中完全治愈 30 例，改善 98 例，不变 2 例，持续恶化 10 例，而死亡有 61 例，有效率约为 63.7%。病例虽然不多，但是饮食疗法比较容易出现效果的乳腺癌、前列腺癌和恶性淋巴肿瘤的有效率，则高达 70% ～ 90%(乳腺癌与肺癌等非我专科的癌症患者，是拿了主治医生的介绍信前来，我只负责饮食疗法这一部分)。

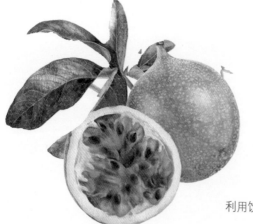

利用饮食预防癌症是比较有效的手段

"济阳式饮食疗法" 的治疗实绩

单位：例

癌种	病例数	完全治愈	改善	不变	恶化	死亡
胃癌	26	3	12		1	10
大肠癌	57	4	30	1	2	20
肝癌	7	2	2		1	2
胰腺癌	13	1	5		2	5
胆管癌	9	1	3		1	4
食道癌	7	2	1			4
前列腺癌	16	7	7			2
乳腺癌	25	6	12	1	1	5
恶性淋巴肿瘤	12	1	10			1
其他	29	3	16		2	8
总计	201	30	98	2	10	61

计算时间：约10年（到2010年为止）
平均观察时间：2年10个月

完全治愈（30例）＋改善（98例）／总计（201例）＝有效率63.7%！

从治疗结果可知，即便是复发的进行期癌症，只要采用饮食疗法，就有六至七成概率获得改善。病例当中还包括一般认为的三大疗法（手术、放疗、化疗）也束手无策的晚期癌症和复发癌症，所以我认为这个数据具有相当深远的意义。

然而实际上还是有高达 61 位患者去世，这也是不争的事实，因此仍然需要继续努力对抗癌症。我的梦想就是彻底扑灭癌症，为此，我认为利用饮食预防癌症就是实现梦想的第一步。

✿ 1688—1704年以前的日本完美饮食

美国在 1977 年发布《麦高文报告书》之后，就开始改善国民饮食习惯，并获得了明显降低癌症死亡率的效果，这一部分在第一章已有详述。

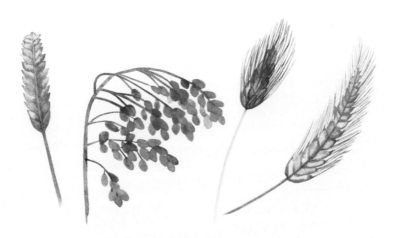

糙米、杂粮、蔬菜是构成健康饮食的重要组成部分

其中非常值得参考的，就是备受肯定的传统日式饮食。对预防癌症和心脏病等生活方式病来说，低脂、低能量且不偏重肉类，又富含植物性食品的日式饮食，可以说是最接近理想的饮食方式。到现在，以寿司或豆腐为代表的日式饮食，在美国依然拥有超高的人气。

在第一章曾提到，由于美国饮食习惯的改善，现在美国人的平均蔬菜摄取量已经远远超过日本。

《麦高文报告书》提到，传统日式饮食中，最为理想的就是日本1688—1704年以前的饮食。

理由是当时不吃红肉，鱼肉只吃少许，主要食物为白萝卜和炖煮物等，然而最重要的还是选择主食的方式。为何特别推崇1688—1704年以前的饮食？因为当时的主食并不是白米。

在1688—1704年，白米开始在日本普及。在此之前的主食是糙米和杂粮，而《麦高文报告书》指出，糙米等食物有益于健康。

40多年前，美国就已经得出结论，以糙米、杂粮、蔬菜为中心的饮食可以有效预防癌症，从中我们可以看出美国的健康政策多么彻底。

日式太空饮食

再举一个能证明日式饮食优良的例子。日式饮食，也就是和食的优良之处，早就已经飞上太空了。

我在1973年为了研究消化道激素而前往美国留学，选择的学校是得克萨斯州立大学，距离美国国家航空航天局（NASA）很近，因此我常常去参观访问。当时的太空计划仍是"阿波罗计划",所谓的太空食物都是一些药锭和牙膏式食品,这在当时是非常理所当然的。

然而现在已经是太空船时代了。为了在太空停留数月的时间,航天员的饮食必须能够维持健康。被选为太空食物登上太空船的,正是豆皮寿司、荞麦面等和食,以及意大利面和海产等地中海饮食。

这表示日式饮食能够守护身体健康,也可以说是最能证明日式饮食优良的证据。

✿ 让晚期癌症患者重获新生的饮食

至今我依然记得那个让我发现饮食所拥有的力量的人,那是在 27 年前,一位让我了解癌症与饮食之间关系的患者。

患者当时 56 岁,肝癌已经恶化到无法进行根治手术的程度(无法彻底切除癌细胞)。因此我留下了大多数的病灶,只切除了一小部分,随后结束手术。我当时判断该患者只剩下几个月左右的生命。以现代医学的常识来看,这是不得不下的判断。

因病情的严重程度,以及家属的强烈要求,这位患者后来出院回家疗养。这是为了让他仅存的宝贵时间能够和家人一起度过。然而这位患者每一次定期检查的结果都在好转,体力也不见衰退,外表看起来甚至更有精神。过了半年,他的癌细胞竟然变少了!当时我真的非常惊讶。

仔细询问之后,才知道他的太太在家为他进行了极为彻底的饮食疗法。每天必须让他吃香菇、海带、纳豆、蜂蜜,还有 10 种以上的蔬菜和水果,

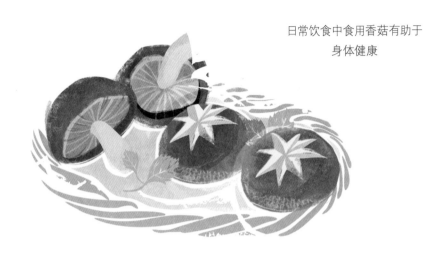

日常饮食中食用香菇有助于
身体健康

而主食则是糙米，患者原本最爱喝的酒也被强迫戒除。这位太太真的在丈夫身上付出许多努力。他们努力到最后所获得的结果就是，原本剩下的癌细胞在一年半之后完全消失，癌症彻底痊愈了。这位患者至今仍然精神奕奕地定期来接受检查。

　　除了这位患者，我还遇到过另外两例，分别是肺癌和晚期前列腺癌，他们也都是奇迹般地康复了。而他们三人的共同点就是都进行了极为彻底的饮食疗法。实际做法可能稍有不同，不过基本上都是相同的。

　　例如，主食由白米变更为糙米或是五谷饭，或是以蔬菜为主的饮食结构。还积极地摄取海带和香菇，减少动物性蛋白质和脂肪摄取量，以及减少盐分等。

　　多亏这些痊愈的患者，我才知道就算是恶化，甚至是癌症晚期，仍然可以通过饮食所促成的营养代谢疗法来改善、治愈。这几位赐予我巨大转机的患者，说他们是我的恩人也不为过。

后来，我开始研究如何通过饮食疗法来提高癌症的治愈率。我搜集了大量的国外文献以及日本国内关于饮食疗法的书籍与资料，从头到尾巨细无遗地一一研读，此外也找机会学习其他先进的宝贵经验，拼命地学习这个领域前辈们的研究成果。

❖ 存活率52%的打击

另一个促使我进行研究的契机，是2002年我在都立荏原医院担任外科部长时，进行的消化器官癌症术后追踪调查。当时调查了我和下属经手的1400多例手术中的五年存活率，虽然病情严重程度各有不同，但是所有患者都接受了根治手术。

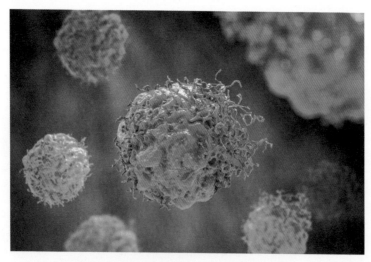

人体内的癌细胞不断增加，会使人的寿命快速减少

在这个调查中，我们得到的结果是，五年存活率仅有 52%。五年存活率向来是癌症治愈率的一个重要指标。

这个结果让我哑口无言。尽管这些病例中还包含了胰腺癌和胆管癌等很难治疗的癌症，病情也各有不同，百分之百成功当然不太可能，但是我预想会出现 70% 左右的生存率，因为手术基本上是成功的，癌细胞都已经彻底切除干净了，可竟然还是有 48% 的患者死亡。

此前通过手术拯救患者一直是我的人生目标，所以对我这个努力了 40年的外科医生来说，这个结果实在是非常震撼。不过这残酷的事实让我实际体会到三大疗法的极限，也让我因此更加认真探索其他治疗癌症的正确方法。

✿ 我所参考的8种饮食疗法

在体会到三大疗法的极限所在后，为了治疗患者，我费尽心思终于找到了另一种提高治愈率的方法，也就是利用饮食疗法提升免疫力和自然痊愈力。现在就来简单介绍一下我曾经参考过的 8 种饮食疗法。

● 葛森疗法

来自德国的麦克斯·葛森博士在 20 世纪 30 年代创立了这种疗法。这是第一个针对癌症的饮食疗法，具体方式是对动物性食品、脂肪、盐分进行严格限制，建议大量摄取新鲜的蔬菜和水果。另外，最重要的就是每天摄取 13 杯（共 2000～3000 毫升）新鲜蔬菜汁。

● 星野式葛森疗法

由日本精神科医师星野仁彦所研发的葛森疗法改良版。从他亲身通过葛森疗法克服癌症（大肠癌转移成肝癌）的经验，开发出现代日本社会可轻松实践的饮食疗法，如蔬菜汁的摄取方式等。他努力让现代人在忙于生活与工作的同时，依旧可以体会到饮食疗法的效果。

● 甲田疗法

由继承了西式健康法（西胜造所研发的体操、饮食疗法）的日本医师甲田光雄所创立的疗法。具体方式包括减少饮食量、糙米生菜饮食、断食疗法等。所谓的糙米生菜饮食，就是将生的糙米粉或根茎类食物放进果汁机里打碎或磨碎，然后直接生吃。基本和葛森疗法类似。

● 延寿饮食

由日本饮食养生专家樱泽如一所研发，以糙米蔬菜饮食为中心的饮食养生法。其后由久司道夫延续并加以普及，已成为世界闻名的养生方式。主食是糙米、杂粮、全麦面粉制成的小麦制品等，副食则是豆类、香菇、海藻以及其他大量蔬菜，不摄取肉类与砂糖。

● 栗山式饮食疗法

日本天然饮食研究家栗山毅一研发，并由后继者栗山昭男加以推广，是注重生水、生蔬菜、水果等食物摄取的天然饮食疗法，约有 100 年的历史。

● 自然养生饮食

　　源自 19 世纪 30 年代，诞生于美国的自然主义运动。饮食以水果和生蔬菜为主，来维持正常的自然治愈能力。由松田麻美子介绍至日本。

● 威尔式饮食

　　美国著名的健康医学专家安德烈·威尔所提倡的饮食方法。建议食用完整的食物，并将日本的传统饮食和地中海的日常饮食视为最理想饮食。

● 二木式健康法

　　曾任东京帝国大学医学系内科学教授的二木谦三所提倡的健康法，其中两大重点为糙米蔬菜饮食（两餐）和独特的腹式呼吸法。

　　说到二木谦三，我想讲一个故事，这个故事最能彰显小麦、糙米和豆类中所含维生素 B_1 的重要性。

　　故事发生在甲午中日战争（1894—1895 年）和日俄战争（1904—1905年）期间，当时日本军队的士兵经常患有脚气。时任日本海军军医的高木兼宽认为原因在于食物，因此主张将伙食内的白米饭换成燕麦饭。但当时

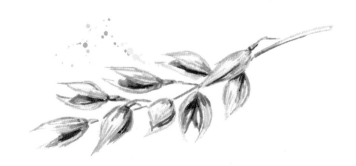

燕麦含有人体所需的维生素B_1

身为陆军军医的森鸥外等人则认为脚气是由细菌引起，且燕麦饭的营养价值远低于白米饭，故表示反对。

双方都不愿退让，所以只把海军的伙食改成以燕麦饭为中心的西式饮食，而陆军则继续食用白米饭。结果海军患脚气的士兵开始逐渐减少，在甲午中日战争期间没有出现一个脚气患者。相反，陆军内因脚气而死的人数约为战死的 10 倍，日俄战争时病情甚至更加严重。

面对这等惨状，陆军也于 1905 年开始在白米里混合燕麦。精制过的白米，会将富含维生素与矿物质等营养素的米糠和胚芽部分全部去除，从而引起脚气。

后来将维生素 B_1 的效用以糙米饭的名义推广出去，就是饮食养生学的始祖石冢左玄以及二木谦三的做法。

除了这 8 种饮食疗法之外，我还参考了京都大学名誉教授家森幸男关于大豆异黄酮的研究成果，以及东京大学名誉教授光冈知足的肠道细菌与乳酸菌的相关研究成果，最后完成了我所研发的"济阳式饮食疗法"（营养·代谢疗法）。

以上为非常简单的说明。如果有兴趣，还请各位自行通过书本或网络去认识这 8 种饮食疗法，它们的共通之处相当多，但是每种疗法都有不同的特性，相信一定能为各位的健康带来许多影响。

✿ 人类是草食性动物吗？

人类到底是草食性动物还是肉食性动物，至今仍然众说纷纭。不过我个人认为人类应该归类在草食性动物里，因为人类从牙齿排列方式、身体构造到消化道等各方面都很符合草食性动物的特性，也有资料佐证。然而就算不去阅读其他资料，只要调查唾液就能明确了解。

唾液内含有淀粉酶，能够消化淀粉。淀粉酶在人与猪的唾液中含量非常高，但在肉食性动物身上几乎不存在。这是因为长达数万年到数十万年以来，人类与猪都以植物的根、茎、果实等食物中蓄积的淀粉维生。

我们人类也吃肉，所以当然可以视为杂食性动物。不过我认为从人类和猩猩分源的时候，或是从人类原本的性质来看，应该还是草食性动物，最后花了数万年的时间才发展出了其他食性。

关于人类的食性，最恰当的说法应该是接近草食性的杂食性动物。无论如何，唯一可以确定的是，人类靠着各种食物一直存活至今。

人类是草食性动物

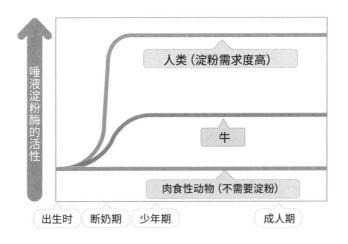

（源自岛田彰夫的著作《传统饮食的复归》，日本东洋经济新报社出版）

✿ 草食性动物比较健康长寿

人类倾向为草食性动物，实际上，以素食为主的人真的非常长寿。我的老师，日本食道癌权威中山恒明（生前是日本外科学会名誉会长）以 94 岁的高龄寿终正寝；他平时总是小心饮食，只吃自家栽种的白萝卜、马铃薯和小黄瓜等无农药蔬菜。

另一位与我交情甚笃的东京女子医大名誉教授三神美和医生，则活过了 105 岁的高龄。三神医生是前日本女医会会长，99 岁时仍然在东京女子医科大学每周进行一次诊察。我曾经问过她保持健康的秘诀是什么，她回答："济阳医生，我每天的早餐只吃磨成泥的蔬菜。白萝卜、胡萝卜、小黄瓜、山芋、芹菜等蔬菜，磨成一大碗的蔬菜泥吃下去，既能滋养补给，又有调理肠道、促进消化和杀菌作用，而且可以预防便秘，提升免疫力，对身体非常好！"据说她保持这个习惯已经长达 80 年了。

说到蔬菜、水果为什么对健康有益，是因为它们可以"解毒"，也就是消除自由基。消除自由基的能力又称为抗氧化力，蔬菜、水果就具有这种功效。

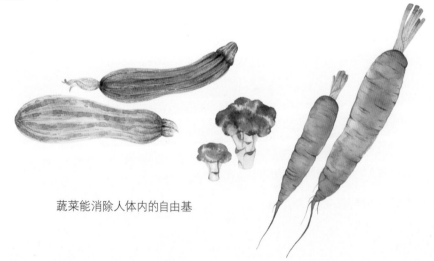

蔬菜能消除人体内的自由基

美容专家牛山女士也是如此。牛山女士是在 96 岁高龄去世的，她生前与我曾经有过一些交流，我问过她维持健康的秘诀是什么。顺带一提，牛山女士是前面提过的栗山式饮食疗法的忠实支持者。我印象最深的是，她说她每天吃 6 个柠檬，一个月总共吃 180 个。

牛山女士曾经用饮食疗法帮助她丈夫克服了胰腺癌。医院的主治医生曾宣告她的丈夫只剩下 3 个月的生命，已经无计可施，于是她将丈夫接回家，然后前往栗山研究所学习如何实践天然饮食，最后她丈夫的胰腺癌完全治愈，又活了 14 年之久。

以 103 岁高龄去世的料理研究家饭田深雪女士，也和牛山女士一样，非常喜爱饮用柠檬汁。

91 岁的相泽英之先生也同样非常健康。他是前日本众议院议员，也是女演员司叶子女士的丈夫，曾在 70 岁时因为身体状况不佳来找我仔细讨论，也从栗山研究所入门，开始进行天然饮食疗法。他在 84 岁时辞去众议院议员一职，改行做律师，91 岁时仍然在担任律师一职。

虽然中山医生、牛山女士和饭田女士现在都已经去世，但他们都是非常健康且长寿的人。长寿虽然很重要，但健康更是不容忽视的重点。

❖ 为什么野生动物不会罹患癌症等生活方式病？

请问各位，动物特别是野生动物，会不会罹患癌症等生活方式病呢？让我直接告诉你答案，野生动物是不会患生活方式病的。

饱受生活方式病折磨的现代人，和野生动物之间的不同点到底是什么？最大的不同就在于食物，不管是肉食性还是草食性动物，野生动物都不会把食物加热煮熟才吃。

人类特别是现代人的食物，基本上都是烹调过的。生的食物里的维生素和酶，会因为加热烹调而大量流失。当人体内的维生素、酶和矿物质不足时，身体就无法顺畅运作，新陈代谢也会因此受阻，体内的重要营养素不足就会导致生病。

一般我们认为野生动物不会过度肥胖，也不会罹患癌症，因为它们都是直接生吃食物，直接摄取到丰富的酶、矿物质和维生素。肉食性动物在吃猎物的时候，最先吃掉的部分是内脏，因为内脏富含微量元素。草食性动物也会从植物里摄取丰富的营养素。另外还有一点，野生动物只会吃必需的食物分量。

人们有时会给家里的宠物喂一些酶、矿物质和维生素不足的宠物饲料，或是喂一些人类吃的高蛋白或脂肪过多的食物，但这些食物中的盐分过高，对于宠物的身体来说是"致命毒素"。

如果给宠物超过它所需的食物分量，就会害它们吃太多；又因为宠物不必自己打猎就能获得食物，所以运动量也不够。因此，宠物和人类一样容易患生活方式病。

❖ 最新的健康饮食与绳文时代很相似

"济阳式饮食疗法"的原点，就是给我很大启发的日本绳文时代的饮食。

　　容易罹患癌症的人和不容易罹患癌症的人，到底哪里不同？人类到底应该怎么吃、怎么生活，才能维持健康呢？我一直思考着这些问题，但是始终找不到答案。然而有一天，我因为刚好看到一篇报道，造访了埼玉县富士见市的巨大绳文时代遗迹（水子贝冢），在那里获得了启发。

　　日本绳文时代大约是从公元前 12000 年开始到公元前 300 年的弥生时代结束，这是个相当漫长的时代。这个时代大约是从冰河时期结束的时候开始，由于气温上升，冰河融解使海平面上升，原本连成一片的大陆渐渐分开，自然环境逐渐形成现在的模样。植物从原本的耐寒针叶林变成了栗子、核桃等落叶阔叶林，动物也渐渐从长毛象等大型动物转变成鹿、猪等中小型动物。

　　绳文人已经演化到非常接近现代人的程度，所以他们不只会食用谷物，也会食用肉类和鱼贝类。现在以蔬菜为中心的糙米蔬菜饮食，已经成为世界知名的健康饮食，而这些食材和绳文时代就存在的食材非常相似。

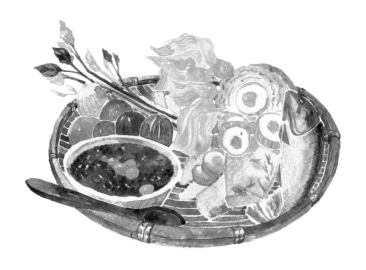

不要轻易改变以糙米、蔬菜和海产为主的传统饮食结构

糙米蔬菜饮食所用的食材，包括谷物、蔬菜、柑橘类水果、坚果类，以及鲑鱼、牡蛎、虾、螃蟹等鱼贝类。绳文人的饮食方式是春夏食用青菜、山菜，以及牡蛎等贝类，还有海苔或昆布等海藻类和鱼类；秋冬食用菇类和栗子等坚果类，还有鹿、猪等兽肉，以及柑橘类和蜂蜜。

香菇里有 β- 葡聚糖能够提升免疫力，而其中的发酵成分能够增加肠道益生菌。蜂蜜中的酶能够防止肠道杂菌繁殖。消化、吸收过程缓慢的杂粮和坚果类，是预防糖尿病的理想热量来源，每一种都是理想的健康食品。另外，绳文人还因冬季粮食不足而发展出了发酵、熏制等保存食物的技巧。

东京的中里贝冢就是一个巨大的牡蛎加工设施，在长达 500 年的时间里，连续不断地制造出易保存的食品。

日本人拥有世界上罕见的遗传基因，所以我相信现代的日本人一定继承了 1 万年前的"绳文人体质"。通过这些学习，我更加坚定了"绳文时代饮食 = 天然饮食 = 提升免疫力"的想法。所以"济阳式饮食疗法"的原点，就是绳文时代饮食。

❀ 最后的解答是绳文时代饮食

鹿儿岛大学医学系教授丸山征郎在著作《穿着西装的绳文人》中，详细描述了日本人的祖先是通过何种机制克服了饥饿，以及伤口、细菌感染。如同丸山教授所说，日本人尽管外表完全不同，但是身体构造和代谢功能在经过数千年之后依然少有改变，现代人其实是不折不扣的、穿着西装的绳文人。

寻求健康的饮食生活，找到的一定是过去的饮食，那有可能是传统饮食，也有可能是海产或素食，最后再回归到远古时代就已经常用的食材。

我把古代日本人采用的饮食，称为绳文时代饮食。日本人的传统饮食一直是以糙米、蔬菜和海产为主。传统饮食是人类在漫长的历史中，通过亲身体会、学习，再加上病痛折磨等经验，最后克服种种困难而探究出来的结论。

饮食的重点在于摄取适合自身所需的分量，也就是摄取的饮食分量必须能够充分消化、吸收；此外进食时必须活用食物本身的所有营养。

日本人的身体，从数千年前起一直都是同样的 DNA，连绵至今，饮食生活基本信息已经写进了 DNA 里，因此选择饮食时不要违背这些基本信息。

❖ 饮食疗法对癌症有效

下列这些数据资料（截至 2002 年）是第三章的结论，相信应该可以让各位了解到饮食疗法对于癌症到底有效到什么程度。我希望在自己有生之年能够不断努力让这个数字年年提升。

癌症的种类	饮食疗法的有效率
乳腺癌、前列腺癌	75%
大肠癌、肝癌	70%
胃癌、恶性淋巴癌	60%
胰腺癌、子宫癌、卵巢癌	50%
肺癌、胆管癌	40%

第 **4** 章

济阳式饮食疗法

八大原则的主要目的，
是让癌症患者脱离癌症体质，
所以会在半年至一年的期间内
进行严格的指导。

✿ 什么是"济阳式饮食疗法"？

我推荐给癌症患者的饮食疗法八大原则，是以治愈癌症为前提的，因此对于习惯大吃大喝，以及平常总是以自己喜好进食的人来说，应该会觉得相当严苛。

不过我还是想让各位能够明白饮食与疾病之间的关系，平常只要稍微注意一些小地方，就能用饮食来治疗癌症。

这八大原则的主要目的，是让癌症患者脱离癌症体质，所以会在半年至一年的期间内进行严格的指导。虽然相当严格，但是不需要维持一辈子，只要坚持一段时间即可，所以我都会鼓励患者："只要半年到一年，最少只要一百天，你就努力坚持看看吧！""坚持一段时间以后，可以慢慢将条件放宽一点，也可以吃肉。"

简单来说，我希望患者在这段时间之内先提升免疫力，提升人体本身拥有的自然治愈能力，将身体改造成不会输给病痛的强壮体魄。这是为了改变原本容易培育出癌细胞的体质所做的努力。

我的恩师中山恒明医生经常对我说："济阳啊！你可不能有'医生的工作就是治疗疾病'这种完全错误的想法，真正的医生应该想办法引导患者发挥身体里的自愈力。"

希望各位能够先了解这八大原则，并在日常生活中实践。

❀ "济阳式饮食疗法" 八大原则

● 原则一：盐分限制必须接近无盐

第二章曾经提过，造成癌症的原因之一就是盐分摄取过多。一旦摄取过多盐分，胃壁黏膜就会受损，进而促使致癌物质容易直接作用于胃壁。

再加上胃溃疡和胃癌的主因幽门螺杆菌，比较容易居住在受损的胃壁黏膜处。盐分会破坏细胞内外的矿物质平衡，不止容易引起胃癌，更有可能提高所有癌症的患病风险。

因此，我才会决定将盐分的摄取量限制在接近于零的程度。平常我们身体所需的钠元素，可以从天然食材，如海藻和鱼贝类里面获得，所以不需要特别调味，从食物中即可充分摄取。

● 原则二：限制动物性蛋白质与脂肪的摄取

如果摄取了过多的牛肉、猪肉、羊肉等四足步行动物的蛋白质和脂肪，就会促使癌症发病或是恶化。相关理由已经在第二章说过了。

除了容易致癌，过度摄取动物性蛋白质与脂肪还会导致动脉

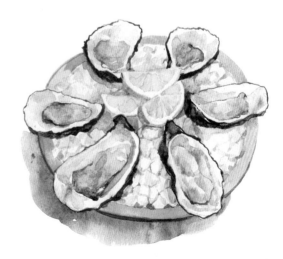

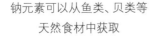

钠元素可以从鱼类、贝类等
天然食材中获取

硬化，并使脑卒中和心脏病等生活方式病的患病风险提高。

因此请多摄取青花鱼和沙丁鱼等青背鱼，以及蚬、蛤蜊、牡蛎等贝类，来取代肉类。至于脂肪较少的鸡胸肉，一星期可以吃两三次，不过必须是以放养方式饲养的健康鸡，不可以吃养殖的肉鸡。同理，鸡蛋也必须挑选质量好的，一天以一个为限。

● 原则三：大量摄取蔬菜、水果

蔬菜、水果含有丰富的维生素、矿物质、酶、多酚等蔬果植化素，这些物质可去除致癌因素自由基。同时蔬果中富含能够调整体内矿物质平衡的钾，更有滋养补给、调理肠道、增强免疫力等作用，能够充分预防疾病。

能够连皮一起吃的蔬果，最好直接连皮一起吃，所以必须选择无农药或是低农药的蔬果。

为了快速充分地大量摄取蔬果，最好打成果汁来饮用。每天必须饮用

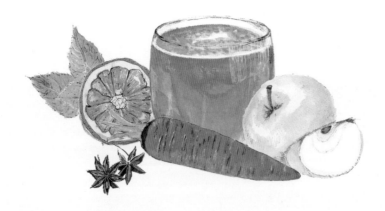

大量摄取蔬果的方式之一：蔬果汁

1500 毫升的新鲜蔬果汁。"济阳式饮食疗法"的重点之一，就是大量摄取蔬菜、水果。

● 原则四：主食改用糙米或胚芽米，加入根茎类与豆类

稻米和小麦的胚芽部分含有维生素 B、维生素 E、酶、抗氧化物质木酚素，以及膳食纤维，包含许多能够充分抑制癌症的成分。

主食不要选择去除营养成分的精制白米，而要选择能够连胚芽一起吃的糙米或胚芽米。不过胚芽部分容易累积农药残留，所以必须小心选择无农药或是低农药的产品。

根茎类和豆类都富含维生素、矿物质和膳食纤维，特别是大豆里含有丰富的大豆异黄酮，能够有效抑制癌症，所以请记得积极地摄取大豆制品。

● 原则五：摄取酸奶、菇类和海藻

这三种食物都是提升免疫力不可或缺的食材。

酸奶（乳酸菌）能够增加肠道益生菌，抑制可能促发癌症的有害菌，调整肠道环境。酸奶还能使免疫系统活化，杀死胃癌的致癌因子幽门螺杆菌。理想的摄取量是一天 500 克，最少也要摄取 300 克。

菇类里含有 β - 葡聚糖，海藻类含有钾、钙、碘以及褐藻素等各种免疫赋活成分。

请务必在每天的饮食中积极摄取这三种食物。

● 原则六：摄取蜂蜜、柠檬和啤酒酵母

蜂蜜含有丰富的维生素、矿物质和低聚糖，花粉可以赋活免疫力，促

进柠檬酸循环，使细胞代谢活化，建议一天摄取两大茶匙。

柠檬含有丰富的维生素 C、柠檬酸、多酚和钾等抑制癌症不可或缺的有效成分，建议一天摄取两个左右。上述所有食物都必须选用无农药或是低农药产品。

爱表斯锭（EBIOS）是我所介绍的食品当中唯一一种营养辅助食品。其所含的啤酒酵母介于植物性蛋白质与动物性蛋白质之间，是一种同时具备两种优点的食品。

蛋白质是身体所必需的重要营养素，但"济阳式饮食疗法"严格限制动物性食物的摄取，因此啤酒酵母便成为补充蛋白质的最佳食品。建议癌症患者早晚服用 20 颗 EBIOS，或同分量的啤酒酵母。

● 原则七：食用橄榄油或是芝麻油

前文已解释过禁止摄取动物性脂肪的理由，然而植物性脂肪也有几个需

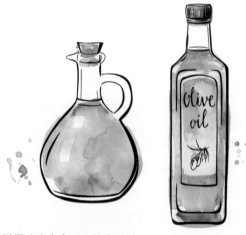

橄榄油中含有对人体有益的
不饱和脂肪酸

要注意的地方。一般认为对身体有益的鱼油和植物性脂肪，都是以不饱和脂肪酸为主。不饱和脂肪酸可以分为三类：一是橄榄油、芝麻油、菜籽油、喷雾罐装沙拉油等油类，富含单元不饱和脂肪酸；二是鱼油、紫苏油（荏胡麻油）、亚麻油，富含 ω-3 多不饱和脂肪酸；三是玉米油、棉籽油、大豆油、葵花籽油，以及桶装沙拉油，富含 ω-6 多不饱和脂肪酸。

均衡摄取三种不饱和脂肪酸，是非常重要的一件事。但现在的零食点心、微波食品、快餐、冲泡食品，容易摄取过量 ω-6 多不饱和脂肪酸。尽管 ω-6 多不饱和脂肪酸中的亚麻油酸是重要的必需脂肪酸，但是摄取过量也会对人体有害。

ω-3 多不饱和脂肪酸具有调整免疫力的作用，但缺点是容易氧化，所以请务必用于生食的沙拉酱或蘸酱中。至于油煎、油炸物则是建议使用橄榄油或芝麻油，这两种油类的单元不饱和脂肪酸相比其他油类不易氧化，不过原则上每一种油都要控制用量。

乳玛琳和零食点心等含有大量反式脂肪酸，易引起动脉硬化，增加心肌梗死和过敏症的患病风险，同时降低免疫力，所以癌症患者必须避免摄取。接下来第五章将会详细介绍。

● 原则八：饮用天然水

水是人体非常重要的成分，约占人体的 60%，各种细胞的新陈代谢都会用到水，所以摄取水分也成为一个重要研究课题。

日本的自来水含有去除杂菌的氯和氟，摄取这些化学物质会使体内的自由基增加。关于自由基的坏处已经在第二章介绍过，会促使癌症病发、老化，以及动脉硬化。所以癌症患者尽可能不要喝自来水，而需饮用天然水。

但如果居住在能够接触到安全的涌泉、饮用到天然水的区域之外，那么我建议饮用保特瓶装的天然水，具体可分为下列四种：

○ 天然水：从特定水源区采取地下水，经过过滤以及加热杀菌处理。

○ 天然矿泉水：溶有天然矿物质的地下水，没有经过加热杀菌处理。

○ 矿泉水：将多种天然矿泉水混合，调整矿物质成分，经过过滤以及加热杀菌处理。

○ 瓶装水：蒸馏水等非地下水，经过杀菌处理。

建议癌症患者或高龄者饮用未经加热杀菌处理的天然矿泉水。

第 *5* 章

脱离癌症的
饮食习惯

美国国家癌症研究所在1990年进行了有效预防癌症的
植物性食物（蔬菜、水果、谷物、香辛料）的
相关研究，并呼吁民众多摄取这些食物。

❖ 预防癌症的"计划性食品"

本章会详细解说预防癌症的济阳式饮食习惯，以便在日常生活里落实。

第一章曾提过《麦高文报告书》，其中有一个重要环节，美国国家癌症研究所在 1990 年进行了有效预防癌症的植物性食物（蔬菜、水果、谷物、香辛料）的相关研究，并呼吁民众多摄取这些食物，这就是"计划性食物"项目。

到目前为止，有许多食品都标榜称能够预防癌症，但是真正经过科学检验的不多。这个项目就是针对这些食品的成分、作用以及在人体内的代谢等进行彻底研究。

调查结果发现，拥有最佳防癌效果的代表性食物第 I 类为大蒜、卷心菜、大豆、姜和胡萝卜等，次一级的有洋葱、绿茶及柑橘类等。将这些食物依照重要程度排列绘制成图，即组成预防癌症"计划性食物"金字塔（参照第 75 页）。

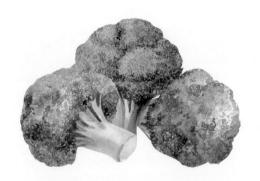

西蓝花是有效防癌的植物性食物

预防癌症"计划性食物"金字塔

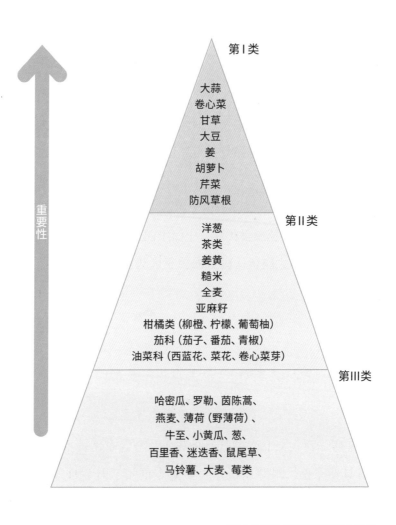

（源自美国国家癌症研究所/1990）

如果想让自己随时意识到哪些食物能够有效防癌，不妨将 75 页的图片影印放大，贴在厨房或是房间里面。

✿ 一定要戒烟！
香烟含有40种以上致癌物质

香烟尽管不是食品而是嗜好，但同样也是经口摄取，所以我首先要提的就是戒烟。请回想一下第一章介绍过的多尔博士作的癌症原因图表（参照第 13 页）。多尔博士的研究结果断定癌症的起因有 30% 是香烟，而现在日本癌症死亡率的第一名就是肺癌。

癌症是男性比女性更容易罹患的疾病，造成此现象最大的原因就是吸烟，男性的吸烟率比女性高出 4 倍之多。

香烟不只容易引发肺癌，咽喉癌、胃癌、食道癌、肝癌等，各种癌症都会受到香烟影响。不过更严重的问题是二手烟，这会让周围不吸烟的人受到影响，即使是被动吸烟，癌症风险依然会增加 20% ～ 30%。这是非常值得重视的问题，因为抽烟的人有可以去除致癌物质的滤嘴，但是不抽烟的人并没有滤嘴可用。另外，香烟发出的烟温度越低，致癌性就越高。

为什么吸烟对身体不好？不必我多说，大家都知道是因为香烟里面含有大量致癌物质。日本厚生劳动省的报告中指出，香烟里含有 4000 多种化学物质，光是有害物质就高达 200 种以上，根据研究，其中可能致癌的物质有苯并芘、亚硝酸等，超过 40 种。此外，香烟不只会污染肺部，还会造成肌肉与骨骼老化。

还有自由基的问题。香烟中含有许多引起体内氧化、发炎的自由基。吸入烟雾时，体内的自由基就会增加更多，导致免疫系统逐渐遭受破坏。

想要预防癌症，有吸烟习惯的人，请务必从这一秒钟开始彻底戒烟。

⚙ 过量的酒是毒药

健康的人适度饮酒，其实对身体是有好处的。酒能够促进血液循环，具有放松与舒缓压力的效果。

俗语说："酒为百药之首。"但每个人喝酒的适宜量不同，以日本酒为例，所谓的适量基本上是一天二合[1]，日本酒一合相当于大罐啤酒一罐，葡萄酒杯则是相当于两杯（240毫升），双倍威士忌约一杯左右。每周最好空出两天或是至少一天作为不喝酒养肝日。

酒的种类相当多元，有日本酒、烧酒、啤酒、葡萄酒、威士忌、白兰地、绍兴酒和利口酒等。

葡萄酒内含多酚，有预防动脉硬化、安定血压的功效，因此广受欢迎。至于现在流行的烧酒、白兰地和威士忌等蒸馏酒，其中的酒精成分比葡萄酒等酿造酒分解更快，所以相对不会留下引起宿醉的毒性物质乙醛。而啤酒更是自古就以滋养剂之名受人喜爱。

1　日本的计量单位，一般用于酒的计量，一合相当于180毫升。

　　制作啤酒使用的啤酒酵母里面含有非常丰富的微量营养素，是一种非常优秀的营养辅助食品，我在治疗癌症时也会使用。顺带一提，我个人非常喜欢掺水饮用威士忌和烧酒。

　　以酒的种类来说，我不太建议各位饮用浊酒。若真的喜欢喝浊酒，最好能节制到一周一至二次，因为浊酒里的残渣会妨碍新陈代谢。不过我相信一定有人特别喜欢酒渣的口感，所以我不会说一定要戒掉，只是希望能够注意一下饮用的频率。

　　然而所谓酒对身体有益的说法，毕竟是在适度饮用的条件之下才会成立，喝太多反而会变成穿肠毒药。酒精成分会伤害肝脏细胞，使代谢与解毒功能出现障碍。根据日本厚生劳动省的研究报告，一天饮用日本酒超过二合未满三合的男性，罹患癌症的风险会提高 1.4 倍，饮用超过三合的男性会提高至 1.6 倍。口腔癌、咽喉癌、食道癌、肝癌等癌症一般被称为"酒精关联癌症"，因为酒精不只会直接影响黏膜细胞，还会影响肝脏的代谢功能。所以饮酒一定要适量，如此就不会变成"毒药"，才能以"百药之首"的美名好好享用。

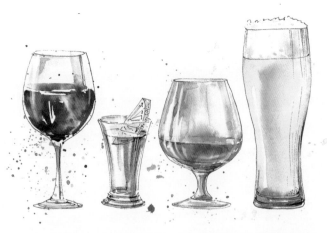

适量饮酒能帮助促进血液循环，过量饮酒则会损害身体健康

在此介绍一种和酒有关，但效果出乎意料的食品，那就是酒糟。酒糟是在压榨过滤日本酒等酒类时留下的白色固体物质，含有丰富的营养成分，自古就以对身体有益而闻名。最近这几年，大家开始注意到酒糟对于癌症的效果。目前已确认酒糟能够预防癌症，抑制抗癌药物的副作用，以及改善癌症患者体力下降等症状，有效范围相当广大。

在小白鼠实验中证实，酒糟能够让逼退癌细胞的自然杀手细胞活化，说明酒糟能够有效打造不易罹患癌症的体质。酒糟不只可以烤来吃，还可以用在味噌汤、火锅、炖煮物、蘸酱等料理中，请各位一定要试试看。

✿ 盐分一天以5克为限

在1998年被肺癌取代之前，胃癌一直都在日本癌症死亡率第一名的位置，当时日本人的癌症死因和罹患率第一名都被胃癌包揽，到现在依然是罹患率第一名。因此我们可以肯定地说，胃癌是日本人罹患最多的癌症。

第二章说明了引发癌症的四大原因，其中之一就是摄取过多盐分，盐分过多会促进癌症发病或恶化。摄取过多盐分不光是引发癌症的原因，同时也是造成高血压以及代谢症候群等其他生活方式病的主要原因。

现在日本人平均一日的盐分摄取量为11～13克。这个数字从世界的角度来看高得吓人，欧洲大概是5～7克，而一般认为摄取盐分过高的美国只有8～10克。原因就在于日本人食用的味噌与酱油等传统调味料，以及腌渍酱菜等高盐分食品。

尽管普遍认为传统的日式饮食是最理想的预防癌症饮食，但唯一的弱点就是摄取盐分过多，这个问题存在已久。此外，加工食品和外食的高盐分也应该纳入警戒范围。

日本厚生劳动省公布的适量盐分目标值为一天 10 克以下，而 WHO 的建议量则是这个数值的一半左右，也就是 6 克以下，日本高血压学会也建议高血压患者的摄取量不要超过 6 克。

我个人认为，为了预防癌症，一日盐分摄取量应该压到 5 克以下才行。

钠的确是人体必需的矿物质，如果摄取量变成零，反而会有生命危险。不过人体所需的钠通常可以从天然食物，尤其是海藻或鱼贝类等海产物中获得，而 100 克的吐司面包中就含有 1 克的盐，所以调味料的盐分真的不必摄取过多。

我想告诉癌症患者，盐分摄取量必须趋近于零，健康的人也是如此，才能有效预防癌症。我希望大家努力让盐分摄取量数字接近零。各位可能觉得这有点严苛，但是如果能改变做菜方式，其实也没有那么困难。

如果必须摄取盐分，大家不妨试试看下列我自己实行多年的减盐方法。

① 做菜的时候，只使用一点点的低钠盐（盐分为平常的一半）或是薄盐酱油（盐分为平常的一半），增添风味即可。
② 用在生鱼片等食物上的薄盐酱油，请掺入醋或是柠檬汁调配。
③ 用昆布、柴鱼片、香菇煮出来的高汤增加味道。
④ 善加利用芥末、山椒等香辛料，以及葱、姜等香料蔬菜。

稍微花一点巧思，就算只用一点点薄盐酱油也能享用美味食物。盐分过量的食物，除了腌渍食品和鳕鱼籽等盐渍品外，最需要注意的就是火腿、香肠等加工食品，还有鱼板、竹轮等鱼浆食品。这些食品都包含许多盐分和食品添加剂，必须注意不要吃太多。

❀ 多喝茶，可以防治胃癌

我已经解释了限制盐分摄取的重要性，但是突然要求身体健康的人立刻实践，可能有些困难。胃癌的罹患率还是很吓人，所以这时候我们就可以依靠日本饮用了很久的饮料——茶。

关于茶、盐分与胃癌三者之间的关系，有一项简单易懂的调查。日本静冈县是茶叶产地，其中大井川上游的川根本町又以美味的川根茶闻名日本。这里的居民平均每天会喝 10 杯绿茶。调查报告显示，此地居民出现胃壁损伤的幽门螺杆菌阳性反应非常低，胃癌的患病率更是只有全国平均发生率的一半。

同样在静冈县，面对骏河湾的渔村户田村，则因为大量摄取鱼干和盐渍品导致盐分摄取量过高，胃癌的患病率是全国平均发生率的 1.5 倍。也就是说，在同一个县不同地区竟然出现了高达三倍的差异。看到这个例子，相信各位能充分了解饮食为罹患胃癌带来了多少影响。

茶类含有儿茶素等多酚类物质和丰富的维生素，早有人将其视为防癌食品加以研究。另外，茶类也有预防食物中毒和抗病毒作用，吃寿司配浓煎茶，为了预防流感而用茶漱口等，都是有科学根据的。

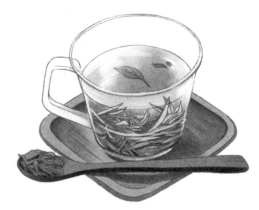

茶可以稀释盐分，保护胃壁黏膜

如果你觉得自己摄取了过多盐分，那么就特别需要多喝茶，因为茶可以稀释盐分，保护胃壁黏膜。绿茶当然可以喝，荞麦茶、乌龙茶、红茶也都可以放心喝。

不过，请各位不要喝泡好超过 1 小时的茶，因为茶里面的蛋白质成分可能会转变，甚至腐坏。有句话说不要喝隔夜茶，虽然当时的人并没有科学方面的知识，但的确掌握了本质，可能是出自经验吧。真的让人不得不再次感叹古人的智慧。

在美国国家癌症研究所发表的抗癌"计划性食物"金字塔中，茶类被归为第 II 类。

◌ 早晨一杯蔬果汁，才是饮食疗法的精髓

一大早起床，相信不少人第一个喝下肚的饮品就是咖啡或茶。前面已经介绍过茶类的功效，现在我希望再给各位介绍一下用蔬菜和水果打出来的蔬果汁。我认为一大早起床第一个喝下肚的理想饮品就是生鲜蔬果汁，因为"早晨的蔬果汁是金子"。

在餐厅里吃早餐的时候，想必大家都听过服务人员问需要什么果汁，这不只是喜好问题，对身体健康也有非常重要的意义。

我的"济阳式饮食疗法"中，最重要的一环就是生鲜蔬果汁。为了改善癌症体质，大量的蔬菜、水果绝对不可或缺，而最好的摄取方式就是把蔬果打成汁喝下去。从预防癌症和其他疾病的角度来看，早晨一杯蔬果汁是非常值得推荐的习惯。

早晨一杯蔬果汁能够滋养身体，同时与固体食物相比，果汁更能顺畅通过消化道，所以能健胃整肠。另外，蔬果汁的抗氧化活性很高，能使体内的氧化物剥落，甚至还能提高免疫力，所以，对高血压和高脂血症有预防作用，还可以有效防治代谢症候群，总之好处很多。

蔬菜和水果当中富含能够去除自由基的植化素（例如多酚、类黄酮、类胡萝卜素等），以及调整新陈代谢的各种维生素、矿物质和消化酶。

生鲜蔬果汁的摄取目标是每天 600 毫升，在早晨就要喝下 200～300 毫升。我个人是以一个苹果、两个葡萄柚、两个柠檬为基本，偶尔加进柳橙、八朔（一种日本特有的橘子）。先用榨汁机榨汁，然后加入两大茶匙蜂蜜，最后装在容量约 500 毫升啤酒杯里喝。我每周约有两到三天会加进四分之一个卷心菜、两根胡萝卜、一个青椒打成蔬果汁饮用。

制作蔬果汁时会用到果汁机或榨汁机，以济阳式饮食来说，建议最好使用不会破坏营养素的果汁机。果汁机分为旋转型和压榨型，我建议使用低速压榨、细胞损伤较少、较难氧化的压榨型果汁机，能保持蔬果汁抗氧化活性，同时也不会流失维生素 C 等营养素。

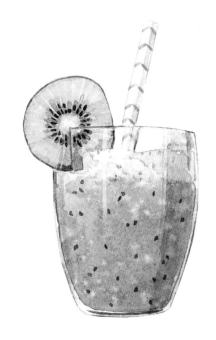

早上一杯蔬果汁，
滋养身体，健胃整肠

　　基本食材可以自由选用苹果、胡萝卜、葡萄柚、柠檬、橘子、番茄、卷心菜、油菜、西蓝花、芹菜等绿色蔬菜。但要注意，最好是用当季盛产的蔬菜和水果，因为当季盛产品的营养价值较高，而且在市场上大量流通，价钱也比较便宜。

　　最理想的做法当然是现榨现喝，但是每天都要做，一定会有人觉得很麻烦。觉得麻烦的人也可以从预防的角度，选择市面上售卖的蔬果汁，不过请一定要选用无添加、无盐的 100% 蔬果汁。

　　市面上售卖的青汁也是一个不错的选择。富含抗氧化物质的青汁可以作为现榨蔬果汁的替代品。其中特别推荐维生素流失量较少的瞬间冷冻产品。不过平日可以饮用这些替代品，休假的时候请务必在家里慢慢制作生鲜蔬果汁。只要养成习惯，一定可以乐在其中。

　　蔬果汁的材料最好是选用无农药或是低农药产品，不过价格相对较高，或可能有人无法顺利买到。使用超市买到的蔬菜水果也可以，不过一定要用水清洗干净，或是浸泡在水里几小时到一个晚上，做好去除农药的工作。

　　近年来，日本农林水产省的指导工作渐渐普及，农民会在收割前的 10 天左右开始改喷较容易用水洗掉的农药。只要做好水洗等去除农药的步骤，就不必太过担心。

❖ 每天食用300克酸奶

　　在预防癌症的饮食习惯中，希望各位能够养成食用酸奶的习惯。人类的肠道中有高达 300 种、数量超过 100 万亿的肠道细菌。我们哺乳动物在

肠道细菌会随着年龄变化

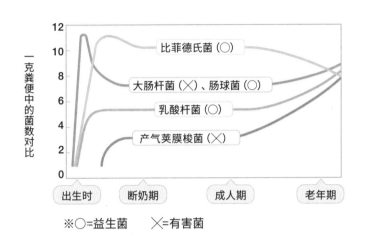

（源自济阳高穗著作《为何只有日本人的癌症死亡人数持续增加？》）

母亲的子宫内发育时，肠道内几乎没有细菌，等到出生后开始食用母乳，比菲德氏菌、大肠杆菌和乳酸杆菌就会迅速繁殖，随后诞生的就是类杆菌和产气荚膜梭菌。

到了老年期，肠道内益生菌（如比菲德氏菌）的数量会快速减少，而肠道内有害菌（如大肠杆菌和产气荚膜梭菌）开始增加，这可以视为疾病发生的原因。肠道内的细菌是像花草般进行集体繁殖，所以又称为细菌丛（肠道菌丛）。

东京大学名誉教授光冈知足医生花费了50年的时间进行研究，最后确定了肠道细菌与人体健康息息相关，多食用酸奶能够维持肠道比菲德氏菌的优势，预防老化，维持健康。

肠道细菌主要分为乳酸杆菌、比菲德氏菌和肠球菌等益生菌，以及大肠杆菌和产气荚膜梭菌等对人体有害的有害菌，两者无时无刻不在比较势力强弱。如果有害菌大量繁殖，制造出来的有毒物质和细菌毒素就会引起疾病和不适，当然癌症也是其中之一。

如果益生菌大量繁殖，就能抑制有害菌生长，同时还能抑制癌症，形成保护壁，阻挡外来的病原体。益生菌的代表就是乳酸菌。乳酸菌并不是单一一种菌，而是把糖类当成食物并制造大量乳酸的细菌总称。例如比菲德氏菌、保加利亚乳杆菌，以及嗜热链球菌等都属于乳酸菌。

大多数的有害菌都不喜欢酸，所以酸性环境能够防止有害菌繁殖。而乳酸菌越多，肠道环境就会变得越酸，就越能够有效遏制有害菌的繁殖活动。

❀ 增加肠道益生菌的两个办法

现代人的生活让肠道环境变得容易增加有害菌，压力、肉食及老化等都是有害菌增加的原因。所以我们要通过食用酸奶以增加益生菌，抑制有害菌。

肠道是人体聚集免疫细胞最多的地方。肠道细菌维持平衡，可使这些免疫细胞活化并有效增强免疫力。食用酸奶等食物，借此从外部直接补充乳酸菌来抑制有害菌繁殖，所以这些就叫作益生菌食品。

由于人体内的益生菌以膳食纤维和低聚糖为食进行繁殖，为了使益生菌增加而补充营养素，进而促进益生菌繁殖、抑制有害菌增加的机制，则称为"益生菌生"。

从这两方面来看，我们必须让益生菌增加，而洋葱、胡萝卜和番茄等食物里含有益生菌繁殖所需的膳食纤维和低聚糖。相信经过这番解说，大家应该都能充分了解摄取蔬菜、水果有多么重要了。

之前提过，肠道菌丛的环境从出生后开始大幅变化，然后在成年至老年这段时间，有害菌开始大量增生，这就是造成老化的重要原因之一。里海沿岸居民习惯大量食用酸奶，格鲁吉亚和保加利亚共和国，夫妻两人年龄相加超过 200 岁一点也不稀奇。相信这应该可以显示常吃酸奶所带来的益处。

日本市场上可以看到各式各样的酸奶，其中最受欢迎的是里海酸奶和保加利亚酸奶。乳酸菌又分为圆形的球菌和细长的杆菌，而上述的两种酸奶所含的乳酸菌都是以球菌为主体。因为形状是圆形，所以每克的乳酸菌含量较多，可达一般酸奶的三至五倍，故乳酸菌的效用比较高，此外还有一个特征是不容易腐坏、不易繁殖杂菌，由此可知它们为什么比较受欢迎。

午餐我通常会吃一个苹果和 500 克酸奶。原本我会喝一升牛奶，不过我似乎有乳糖不耐受症，肚子总觉得不舒服，所以就换成了酸奶。酸奶乳酸菌已经把牛奶中约一半的乳糖分解掉了，所以就算是没有分解乳糖酶的酸奶，我也能安心食用。

日本人和欧美人的体质是不同的。最近这几年发现了一种能够分解这种乳糖的基因，名叫高加索基因。一般来说，人类等哺乳类动物在长大成人之后就会变得无法大量饮用牛奶，然而在大约 7000 年前诞生了能够分解乳糖的基因突变人种，出现地点在格鲁吉亚附近，也就是上页提过的长寿区域。这些因为突变而诞生的人种，后来慢慢地移居到欧洲，所以欧洲人和美洲人大多都拥有这种基因。

现在我们知道，乳酸菌不只能够保护肠黏膜，还可以保护胃壁黏膜。

在第二章里曾介绍过引发胃癌的幽门螺杆菌，有报告指出乳酸菌甚至可以杀死幽门螺杆菌。具有分解乳糖基因的人，体内的乳酸菌会不断地繁殖，可能就是因为这样，欧洲人的胃癌病例才这么少。

亚洲人中拥有乳糖不耐受症的人较多，日本人也是如此，所以容易滋生幽门螺杆菌。胃癌之所以被叫作"亚洲型癌症"，就是因为前面提过的突变人种并没有移居到亚洲。人类的成长过程中，可能因为某个契机使日后出现巨大变化。从这个角度来看，牛奶和酸奶的话题就变得复杂而有趣了！

✿ 肉类料理一周以两至三次为限

进行"济阳式饮食疗法"时，我会在半年到一年的时间里，全面禁止治疗中的癌症患者摄取动物性蛋白质和动物性脂肪。

理由是这些食物和癌症的患病率增加有关。动物性食品会使肝脏中的酶活性提高，导致基因排列容易出错，为了排除过多的氧化LDL，人体必须大量消耗免疫细胞，造成免疫力下降，肠道有害菌增加，消化液中的胆汁产生毒性物质次级胆汁酸等，弊端多不胜数。

然而这样的禁令不能用在没有罹患癌症的普通人身上。肉类毕竟比较好吃，而且营养良好，例如100克牛肉就含有14～19克的优质蛋白质，而蛋白质是肌肉、内脏、皮肤、头发、血液的重要组成部分，是各种酶与激素的原料，是人类维持生命不可或缺的重要物质。

在人类所需的20种氨基酸中，有9种无法在体内合成，必须通过食物摄取，而这些氨基酸全部可以在肉类中获得。煮熟的肉类会产生肌酸和游离氨基酸等成分，含有丰富的矿物质。

有一种说法认为，战后的日本之所以成为世界上最长寿的国家，是因为过去以淀粉为主的饮食习惯中增加了肉食，也就是增加了适当的动物性蛋白，从而提升了对感染症的抵抗力。

牛肉中包含 20% ～ 30% 的动物性脂肪，如果能够充分消化与代谢，就是优秀的营养素。然而第二章提过，如果脂肪不能充分消化、代谢，就会衍生出种种弊害，引发疾病。

体温比人类高的牛、猪，体内含有的饱和脂肪酸熔点相对较高，因此进入人体之后有凝固的倾向，容易使血液变得浓稠。初期可能只会出现一些消化不良或拉肚子的症状，但是持续一阵子就会演变成脂肪代谢异常、肥胖、脂肪肝、阿尔茨海默症等疾病，当然也可能导致癌症。简单来说就是不要摄取过多。

适度去除脂肪的烹调是很重要的。肉类可以用水煮、炖煮、炒、烤、炸等多种料理方式烹调，经仔细烤过、烘制或是像涮火锅一样去除脂肪之后就可以吃了。

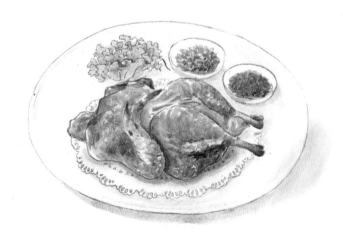

用鸡肉和鱼类、贝类来代替其他肉类

因长寿而闻名的高加索地区（如格鲁吉亚），最有代表性的肉类料理是哈修拉玛，用滚水把整块肉煮熟后加上香草等其他香辛料，是一种非常简单的料理。此外牛腱等部位的筋含有胶原蛋白和弹力蛋白等物质，加热之后就会变成容易食用的胶质，适合炖煮或制成汤品食用。

请务必避免只吃肉类。各国的饮食习惯都有相互搭配的做法。例如，日本的寿喜烧中肉和葱、白菜、香菇、茼蒿、豆腐、魔芋丝等一起食用，德国的酸菜和马铃薯搭配，法国料理和胡萝卜、马铃薯、嫩煎菠菜或香芹等搭配。肉类和蔬菜一起摄取，才能营养均衡。

我觉得牛、羊、猪等四足步行动物的肉，最好是一周吃两至三次，绝对不能摄取过量。食用肉类时，请务必多以鸡肉和鱼贝类来取代其他肉类，要注意饮食均衡。

❖ 避免食用反式脂肪酸

在"济阳式饮食疗法"原则七中，曾经简单介绍过反式脂肪酸。现在的食品很多都含有反式脂肪酸，我想在这一节详细描述反式脂肪酸带来的危害。

天然植物油几乎不含反式脂肪酸。然而现在我们随手可得的加工食品中绝大多数所含的都是反式脂肪酸，为了让液态的不饱和脂肪酸凝固而添加了氢，是在转变成饱和脂肪酸的过程中产生的。

这种脂肪酸到底哪里不妥？反式脂肪酸会让坏胆固醇增多，增加罹患心脏疾病风险，同时还会降低免疫力，增加患感染症或癌症的风险。此外还有研究资料指出，反式脂肪酸会造成过敏和阿尔茨海默症。

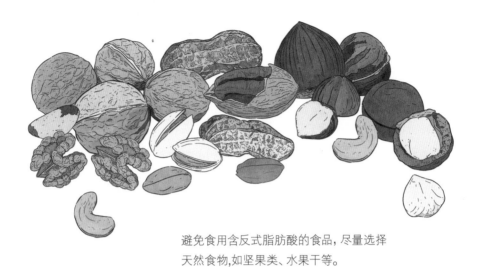

避免食用含反式脂肪酸的食品,尽量选择
天然食物,如坚果类、水果干等。

如果反式脂肪酸被人体细胞利用，就会让细胞内液的渗透性和细胞内的生物化学结构混乱，使原本不会渗透至细胞内的病毒、细菌和有害物质轻易进入细胞内部，反而使真正应该进入细胞内部的重要营养素消失，细胞无法正常进行糖类代谢，进而提高了出现糖尿病、激素异常、生殖机能障碍、肝功能异常、血栓等各种症状的风险。

2006 年 12 月，美国纽约州正式成为全球第一个禁止餐厅使用反式脂肪酸的地方自治单位，禁止对象包括麦当劳、肯德基等所有可以外带食物的快餐餐厅。欧美国家相继效仿，从而出现了主动采取行动，限制反式脂肪酸含量的制造厂商。美国的医学研究所报告中，甚至认为反式脂肪酸的安全摄取量是完全不摄取。

一般大家都知道，使用反式脂肪酸的食品有乳玛琳和酥油（在各种油脂里混入氢气所制作出来的奶油代替品），这些油品被大量用在零食、饼干、吐司面包、炸薯条、加工奶酪等加工食品里。只要含有油的加工食品中都有可能含有反式脂肪酸，影响范围相当广大。

和欧美人相比，日本人摄取反式脂肪酸的比例算是比较少的，但是如前言与第一章所说，最近日本的饮食生活明显变得越来越西化，所以没办法概括性地肯定。不只是为了预防癌症，从维持健康生活的角度，不让含有毒物的食品进入身体可以说是最基本的条件。

我希望各位不要将在市面上所售卖的吐司面包，涂抹奶油食用。如果要吃奶酪，也不要选择加工奶酪，而是选择优质的天然奶酪。我尤其不建议食用蛋糕等西式点心，因为其中使用的脂肪和油可能会引发疾病。想吃点心的时候不要选择加工类零食，而是选择坚果类、水果干以及传统的地瓜干等，尽可能选择天然食物。

❖ 养成少吃的习惯

以食物来预防疾病，基本做法之一就是不要多吃，不要吃得太饱。日本自古以来就有许多劝诫人们不要吃太多的成语和俗谚，例如"饱腹八分，不需医生""肚子是身体的一部分"等，表示吃八分饱是维持身体健康的重要条件。不过我觉得只要七分就好，因为已经有许多研究结果显示少吃对身体健康有益。

顺天堂大学教授、抗老化学会理事白泽卓二医生认为，六七分饱的饮食是最有益的进食方式，应该大力提倡。在小白鼠等动物实验中，如果把饲料量降低至平常的60%～70%，寿命可以延长四成之多。

古代日本人的饮食生活是早晚两餐，江户时代才开始正式普及三餐。据说亚洲、欧洲也有很长一段时期是一日两餐，或许人类原本就适合一日两餐的生活。

依照自己的消化能力，食用适当的分量，是很重要的。我自己的每天摄取量在 1600～1700 大卡，我一点儿也不觉得这样太少，因为我一整天的活动量正好可以把这些热量消耗完毕。

凡心脏功能不全、肾脏功能不全以及肝功能障碍，都是脏器过度运作导致的疾病，消化道的过度运作则会引起消化吸收不良，产生这些问题的原因就是吃得太多。吃下肚的东西无法完全消化，最后会因代谢不良而生病。希望大家都能牢牢记住，吃太多也是罹患癌症的原因。

依照自己的身型大小食用适当的分量是很重要的。一旦开始进行饮食疗法，大部分肥胖的人都会有肥胖症状消除的情况，体重会减轻 3～4 千克，癌细胞也会跟着慢慢消失。

少吃（限制卡路里）可延长寿命

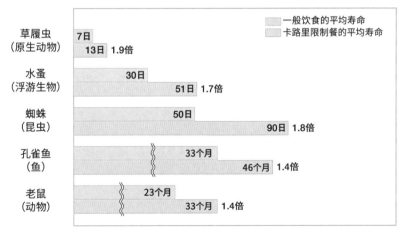

（源自白泽卓二教授的研究）

当然，每个人适合自己的食用量都不一样，我无法提出所有人都通用的建议，因为有时差异实在太大。接下来提出的例子可能有点极端，不过因为相当有说服力，故可以作为参考。

前文曾经介绍了我学习过的8种饮食疗法，其中给我带来最大影响的就是甲田疗法。甲田疗法的创始人甲田光雄医生有位针灸师弟子，名叫森美智代，她在20岁出头时成为幼儿教师，但在短短半年后出现了严重的晕眩症状，导致无法继续工作，为此她跑遍了各大医院，却都没办法治疗，最后她找到甲田医生。她的病是非常难治的脊髓小脑萎缩症，不过她在甲田医生身边进行反复断食与少食疗法，一两年后就完全战胜了这难以治疗的疾病。

后来这位女士发现自己一天只需要一碗青汁和啤酒酵母就能活下去，一天的卡路里摄取量大约只有80大卡，从原本的过度肥胖转变成这样的饮食生活，实在令人惊讶。

实际上我曾见过森美智代女士。她的皮肤非常有光泽，体态略显丰腴，非常健康。实在很难相信她一天只喝一碗青汁。目前森美智代女士已经以针灸师身份活跃了超过10年。

对此，专家们提出的说法是："她大概是像草食性动物一样，通过肠道细菌消化一般人无法当成能量的膳食纤维，并转换成能量来源和蛋白质来源（氨基酸）。"

第三章曾经提过人类是接近草食性动物的杂食性动物，而森美智代女士就是人类接近草食性动物的完美证人。我也想模仿这位女士一天摄取80大卡，但是这么做实在有点太过，不过这么一来相信各位都能了解依照自己的体型大小食用适当的分量有多么重要。

⚙ 套餐料理的意义

不管是食用方式还是料理方式，都有一套对身体有益的规则，关于这一点，看看套餐里的餐品就能了解，因为套餐料理是考虑到身体的消化能力而一道一道端上桌的。一开始是汤品，然后是清淡的前菜或是搭配用的小菜，最后才会端出肉类。

这么做是有理由的。举例来说，用贝类或是鸡肉熬煮出来的汤品，拥有适度的脂肪和蛋白质，可以刺激消化道，帮助胰脏、胆囊和肝脏做好准备，开始分泌分解脂肪所需的胆汁和胰液等蛋白质分解酶，等人们吃下分量比较大的主餐时，消化吸收能力就会变得比较好。运动也一样，突然做活动量大的运动，会让突然承受剧烈负担的部位酸痛，所以一定要先做热身运动，让身体慢慢习惯，用餐也是如此。

从清淡到浓重，不管是日式还是西式饮食都有着相同的顺序，最后端出来的甜点也是相当重要的一环。相信现在各位都知道，为什么大多数的甜点都是以富含分解蛋白质和脂肪食物酶的水果为主。

还有一点，心情愉快地用餐也很重要。尽量避免一个人吃饭，可以和家人、朋友一起吃，重点是和大家一起开心用餐，这也是一个非常重要的饮食习惯。

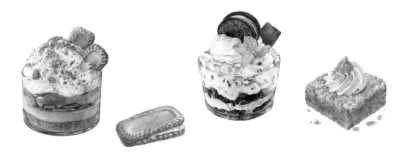

甜点中大多采用富含分解蛋白质和脂肪食物酶的水果

❖ 认识食品安全追溯系统，注意食品成分表

　　如果想要亲自保护自己与家人的健康，我建议各位养成一个习惯，就是善于利用食品安全追溯系统。

　　所谓食品安全追溯系统，就是让商品的生产、制造加工、流通、贩卖等路径明确化，使食品的流通过程得以回溯追踪的一项机制。

　　举个例子，在超市里，相信大家都看过不少商品会标示出由某某市县的某某人生产之类的生产者信息，这也是一种食品安全追溯。

　　促成此举的最大原因就是当年震撼日本的疯牛病问题。由于国外发生了牛肉引起牛海绵状脑病（BSE）的案例，2003 年日本政府制定了《牛肉食品安全追溯法》，以个体识别编号管理国内所有的牛，借此准确掌握所有的生产流通过程。原本法规只针对牛肉，但是后来也增加了蔬果、鸡蛋、贝类、养殖鱼，以及海苔等食品的相关指导原则，更有不少企业开始根据这些方针导入食品安全追溯系统。

　　因为各种复杂的手续流程和成本等问题，所以现在很难让所有食品都加入食品安全追溯系统。不过根据调查，约有九成的消费者认为食品安全追溯是有必要的，所以将来应该会以拥有自有品牌的企业为首，逐步开拓食品安全追溯系统。

　　就算是相同的蔬菜、水果、鸡肉、鸡蛋，培育方式不同，质量也会大不相同。环境污染与食品添加剂，逼迫消费者进入了食物会危害健康的时代，正因为如此，能够看见生产者的商品才会带给我们安心感。现在是必须谨慎选择安全食品的时代。

食物与癌症的关系

	咽喉癌	食道癌	肺癌	胃癌	胰腺癌	
蔬菜	⬇⬇	⬇⬇⬇	⬇⬇⬇	⬇⬇⬇	⬇⬇	
水果	⬇⬇	⬇⬇⬇	⬇⬇⬇	⬇⬇⬇	⬇⬇	
谷物 （米、荞麦、大麦等）		⬆		⬇		
茶类				⬇		
酒类	⬆⬆	⬆⬆⬆	⬆			
盐分				⬆⬆		
肉类					⬆	
鸡蛋						
食品污染						
抽烟	⬆⬆	⬆⬆⬆	⬆⬆⬆		⬆⬆⬆	

危险度（风险）

⬇⬇⬇一定会降低　　⬇⬇多半会降低　　⬇有降低的可能性

⬆⬆⬆一定会提升　　⬆⬆多半会提升　　⬆有提升的可能性

	肝癌	大肠癌	乳腺癌	卵巢癌	宫颈癌	前列腺癌	甲状腺癌	肾脏癌	膀胱癌
	⬇			⬇	⬇	⬇	⬇	⬇	⬇⬇
			⬇⬇	⬇	⬇		⬇		⬇⬇
	⬆⬆⬆	⬆⬆	⬆⬆						
		⬆⬆⬆	⬆				⬆	⬆	
		⬆							
	⬆⬆								
		⬆			⬆⬆			⬆	⬆⬆

（源自世界癌症研究基金会《1997年营养与癌症的相关整理》）

第 *6* 章

远离癌症的
食物

研究结果表明我们每天摄取的食物中,
含有多种能够提高体内防癌功能的成分。
请各位将这些知识记住, 在每天的餐食中
积极摄取这些食物。

❖ 主食，糙米比白米好

近年来对防癌食品的研究非常盛行，例如第五章介绍的"计划性食物"就是其中的代表。研究结果表明我们每天摄取的食物中，含有多种能够提高体内防癌功能的成分。

本章我们要逐一介绍这些食材。请各位将这些知识记住，在每天的餐食中积极摄取这些食物。

米是由米糠、胚芽以及营养成分所在的胚乳所组成的。米经过精制之后，食用的部分是胚乳，几乎百分之百都是淀粉，然而在精制过程中被去除的米糠和胚芽却含有能够抗癌的成分。米糠的膳食纤维含有大量的六磷酸肌醇（简称 IP6），不仅能够抑制癌细胞增殖，还能诱导细胞分化，使细胞不癌化。

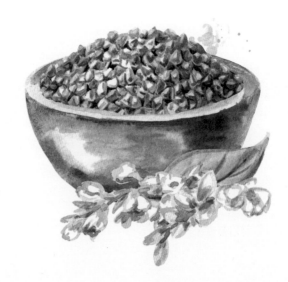

荞麦是能够有效预防高血
压的优良食物

糙米还含有维生素 B 族、维生素 E 和硒元素等矿物质，以及膳食纤维和亚麻油酸等营养素。其中维生素 B 族能够帮助糖类代谢中心——柠檬酸循环顺畅运作，可以有效预防癌症。

此外，米糠中的半纤维素发酵之后，能够生成阿拉伯木聚糖，可促使杀死癌细胞的自然杀伤细胞大量增殖。不过由于胚芽部位容易累积农药，所以请一定要选择无农药米或是低农药米。理想的状态是把糙米当成主食每天摄取一次，就算一周只吃两三次，也能达到预防癌症的效果。

糙米比较硬而且有种特别的味道，所以很多人不喜欢糙米。对于这些人，我推荐食用营养价值略逊一筹但保留了胚芽的胚芽米，也可以用刻意发芽的发芽糙米。除了米之外，我还建议食用杂粮和豆类混合的五谷米，因为杂粮里含有维生素 B_1、维生素 B_2 和矿物质等多种营养素。

荞麦也是希望各位能够拿来当作主食的食物，因为里面含有大量维生素 B_1 和维生素 B_2，还含有能够强化微血管的芸香素，是能够有效预防高血压的优良食物。

大麦含有高出精制白米 20 倍左右的膳食纤维，其中的水溶性纤维 β - 葡聚糖能使巨噬细胞活化，抑制癌细胞增生，且 β - 葡聚糖具有降低胆固醇功能，早已获得了 FDA 的认可。小麦也一样，保留胚芽或外皮的全麦面粉，较精制品含有更多的膳食纤维等营养素和酶，更值得推荐，因此面包类建议食用全麦面包而不是精制面包。

燕麦对日本人来说比较陌生，但在美国，是燕麦片的原料，被认为是一种优秀的防癌食品。不妨偶尔将主食改成燕麦片或早餐谷物，为饮食生活增添一点变化。

糙米和全麦小麦都是防癌食品，被归为"计划性食物"的第 Ⅱ 类，大麦则属于第 Ⅲ 类。

米的处理方式会影响营养素含量!

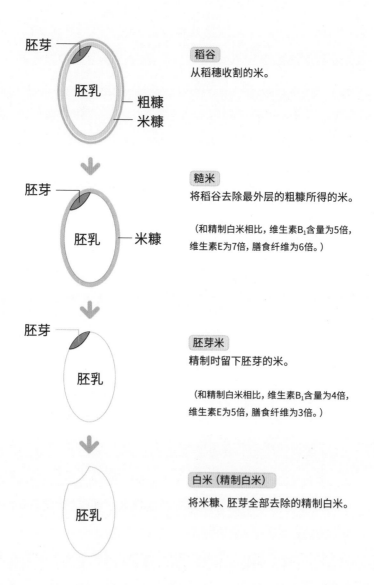

胚芽
胚乳
粗糠
米糠

稻谷
从稻穗收割的米。

胚芽
胚乳
米糠

糙米
将稻谷去除最外层的粗糠所得的米。

（和精制白米相比，维生素B_1含量为5倍，维生素E为7倍，膳食纤维为6倍。）

胚芽
胚乳

胚芽米
精制时留下胚芽的米。

（和精制白米相比，维生素B_1含量为4倍，维生素E为5倍，膳食纤维为3倍。）

胚乳

白米（精制白米）
将米糠、胚芽全部去除的精制白米。

❀ 一天一颗芋头，有效预防癌症

重要性次于白米等谷类的食物，就是根茎类和豆类，以下将会依序介绍。根茎类的特征是含有丰富的膳食纤维，功能不只是预防便秘，还可以促使肠道中的胆固醇排出体外。

纤维成分会成为肠道益生菌的食物，促使益生菌繁殖，对于肠道菌丛正常化有极大的效果，建议在这类食物上多花一点功夫，比如做成地瓜饭，尽可能地让餐桌上每天出现一种根茎类食品。

● 马铃薯——每天吃可防癌

马铃薯含有丰富的维生素 C 和钾，主要成分为淀粉，是一种可以当成主食的蔬菜，世界各地都有种植。马铃薯中的维生素 C 的含量之多，可以和奇异果、酸橘比肩。在法国，因其含有的高营养价值，马铃薯甚至被称为"大地的苹果"。

在欧洲，马铃薯是相当于主食的重要食物，如同梵高名画《吃土豆的人》中所描绘的，对贫困阶级来说，马铃薯是不可或缺的食物。

1845—1950 年，欧洲全境发生了饥荒，马铃薯严重歉收，爱尔兰是歉收最严重的地方，约有 100 万人因为饥饿和疾病而死，另有 200 万人为了生存而移民新大陆等地。移民中最有名的人物就是约翰·肯尼迪的祖先。

有一种说法认为，只要每天吃一个马铃薯，就能有效预防癌症。维生素 C 的抗氧化作用很强大，因此出现了这种说法。马铃薯还能帮助提高免疫力，抑制动脉硬化的恶化，预防老化。尽管维生素 C 不耐高温，但是马铃薯中的维生素 C 在淀粉的保护之下，就算蒸上 40 分钟也能保留超过

70%，食用马铃薯可以有效摄取维生素 C。

马铃薯含有相当丰富的钾，能够使身体的矿物质平衡。矿物质失衡会使细胞受损，产生癌细胞。另外钾还能有效预防老化，改善高血压。

马铃薯中的膳食纤维很丰富。膳食纤维能够帮助肠道排出胆固醇，有效调整肠道环境。马铃薯皮中含有叫绿原酸的抗氧化物质，所以建议将嫩芽去除之后，连皮一起吃。马铃薯的主要产季在春天和初夏，被归类在"计划性食物"的第Ⅲ类。

● 地瓜——三种优秀功能

秋季美味的代表食物就有地瓜，地瓜同样含有丰富的维生素 C，强大的抗氧化作用能够预防自由基所引起的氧化，因而成为提升免疫力的一大助力物质。地瓜的膳食纤维很丰富，和马铃薯一样能够调整肠道环境。另外地瓜还能促进肠道蠕动，含有软化粪便的成分。地瓜皮也和马铃薯皮一样含有绿原酸，建议连皮一起吃。

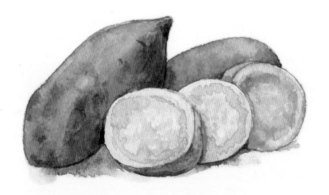

地瓜含有丰富的膳食纤维，可帮助调整肠道环境

地瓜是让日本人脱离饥荒的食物，大概在 280 年前的江户时代，第八代将军德川吉宗在位时，从萨摩藩[1]引进了甘薯，命名为萨摩芋，种植范围开始扩大到全日本。而后便成为一种防饥荒农作物，在江户后期接连发生的大饥荒中成为拯救庶民的食物。

● 山药、芋头——富含消化酶

山药蕴含将糖原分解成糖的淀粉酶，分解淀粉的淀粉糖化酶，以及将葡萄糖分解成血糖的葡萄糖苷酶等消化酶，含量大约是白萝卜的 3 倍。消化酶在没有经过加热的情况下活性较高，所以将山药磨成泥直接食用，能够充分发挥消化酶功效。

另外中医认为食用具有黏性的食物能够提高免疫力，所以山药（淮山药）、芋头都可以拿来入药。将糖类变换成能量时，发挥作用的维生素 B_1，以及能够预防高血压的钾，在山药、芋头中的含量也都相当丰富。

芋头含有维生素 B_1、钾、镁、铁、锌、铜等营养素，独特的黏稠感来自甘露聚糖、黏蛋白和半乳聚糖等膳食纤维。甘露聚糖能够预防便秘、肥胖和糖尿病，降低胆固醇；黏蛋白能够保护胃壁黏膜；半乳聚糖则能够预防便秘，同时能有效降低血糖和胆固醇。

山药、芋头的产季为冬天。

1　萨摩藩，原叫萨摩国，是日本古代的令制国之一。令制国又称律令国，是旧时日本在律令制下所设置的地方行政区划。

✪ 大豆与大豆食品中的异黄酮

　　大豆、大蒜、卷心菜等食物，并列"计划性食物"的第Ⅰ类，属于最优良的防癌食物。大豆在日本人的饮食生活中占据了重要位置，大豆自古以来就被称为"田中的肉"，广泛用于豆腐、纳豆、豆芽、毛豆、味噌、酱油、豆浆、豆皮、炸豆腐等食物的制作中，也被加工制成黄豆粉和大豆油等和生活密切相关的重要食物。

　　大豆中最值得注意的成分就是大豆异黄酮。根据京都大学名誉教授家森幸男医生的研究结果显示，异黄酮是一种多酚，具有抑制乳腺癌和前列腺癌的功效。乳腺癌、前列腺癌都是有激素依赖性的癌症，雌性激素和雄性激素会让癌细胞成长。由于异黄酮的结构和雌性激素及雄性激素类似，它可以代替这些激素，与癌细胞的接受器结合，进而防止癌症恶化。

　　乳腺癌和前列腺癌过去在日本比较少见，普遍认为与豆类饮食文化有关，家森医生说过，"每天吃两大块豆腐，就能预防八成的乳腺癌和前列腺癌"。

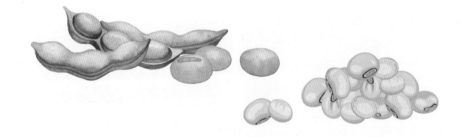

大豆中含有的皂素有抗氧化的作用

此外大豆含有皂素和卵磷脂等成分。治疗癌症用的中药也含有皂素，皂素具有抗氧化和提升免疫力的作用。卵磷脂则是支撑脑部记忆与思考等动作的重要营养素。大豆还含有多种丰富的维生素与矿物质，是一种能够充分发挥植物功效的优秀食物。

● 纳豆——世界知名的健康食品

纳豆是由水煮过的大豆发酵制成，是世界知名的日本健康食品。在发酵过程中，会产生多种不同的酶，例如，分解蛋白质的蛋白酶、分解脂肪的脂肪酶，以及分解淀粉的淀粉酶等。纳豆的黏稠部分更含有能够预防动脉硬化的纳豆激酶。

日本有年节料理中不可或缺和用于祈祷的黑豆，还有可以"祛除邪气"的撒豆节，由此可见在日本人的生活中，豆类是绝对不可缺少的重要存在。

纳豆在预防癌症方面是极为重要的食物，希望大家能够多吃纳豆，多喝豆浆，一天吃一块豆腐。

❂ 防癌重点在大量摄取蔬果

蔬果对身体的好处非常多，尤其是在预防癌症这方面。第五章曾经介绍过"济阳式饮食疗法"的重点就是大量摄取蔬果，蔬果所具有的功效如下：

○ 减少自由基的抗氧化作用

○ 补充钾等矿物质与维生素

○ 大量补充多种酶

○ 增强杀菌作用

○ 使排便顺畅

○ 增强免疫力

蔬果中富含能够维持细胞矿物质平衡的钾，以及消化、代谢等所有生命活动所必需的酶，而且又有能抵消癌症元凶——自由基毒素的抗氧化作用。任何一种具有治疗实绩的饮食疗法，都再三强调一定要摄取蔬果。

世界知名的流行病学家、日本国立癌症研究中心的平山雄医生也曾多次指出，多吃蔬果的人，癌症发病的概率比不吃蔬果的人要低。

美国的研究指出，蔬果是与抑制癌症最有关联性的食物之一，《国际防癌守则十五条》建议一天必须摄取 400 ～ 800 克的蔬果。

在我诊治过的 2000 多例癌症患者中，绝大多数人的蔬果摄取量都不足。接下来要具体介绍各种蔬果的功效。

● 卷心菜——顶级防癌食品

叶菜类·浅色蔬菜，产季依品种不同。

卷心菜在古代欧洲被视为治疗百病药物。在"计划性食物"当中属于第 I 类，是重要性最高的食物之一。十字花科蔬菜特有的异硫氰酸酯成分，具有抑制癌症的功效，能增强肝胆排毒酶的功能，让致癌物等有害物质的毒性消失。

卷心菜含有的维生素 U 是一种水溶性维生素，能够有效恢复胃炎和胃溃疡。卷心菜中还有维生素 C、维生素 K 和叶酸等维生素，以及钾、钙等矿物质，膳食纤维含量也很丰富，能够改善新陈代谢。每个季节都盛产的不同种类的卷心菜，例如早春卷心菜等，全年都可以买到。

● 白菜——改善矿物质平衡

叶菜类·浅色蔬菜，产季为冬季。

白菜的成分中有 95% 是水，它含有维生素 C，以及钾、钙、镁、锌等矿物质，它们是能够提高免疫力的重要营养素。

其中，钾能够改善细胞内的矿物质平衡，让逐渐癌化的细胞正常化。白菜和卷心菜同属十字花科，所以同样具有异硫氰酸酯的防癌效果；白菜含有的膳食纤维很丰富，所以也有预防大肠癌等疾病的功效。它可以用来煮火锅、炖熬、煮汤、凉拌，是一种食用方式多样的食物。

● 芹菜——香气成分能预防动脉硬化

叶菜类·浅色蔬菜，全年皆产。

芹菜属于"计划性食物"第 I 类。芹菜特有的清爽香气来自芹菜苷和吡嗪，吡嗪具有预防血栓和动脉硬化的功效，也能有效预防癌症。

此外芹菜还含有丰富的胡萝卜素和维生素 C，这些都是抗氧化物质，能够预防癌症。

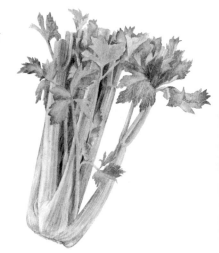

芹菜中丰富抗氧化物质可有效预防癌症

芥菜直接生食也能品尝到清爽的滋味，适合打成蔬果汁饮用，或是凉拌、煎炒、炖煮、汤品等，烹调方式多样。

● 菜花——有效的排毒物质

叶菜类·浅色蔬菜，产季为晚秋至冬季。

菜花和卷心菜是亲戚，菜花含有丰富的维生素 C，只要吃下 100 克就能获得一天的维生素 C 的必需摄取量。菜花中的维生素 C，加热损失的量比较少，是非常适合用来补充维生素的食物。

此外它也含有十字花科蔬菜特有的异硫氰酸酯，能够强化对有害物质的排毒作用，借此使癌症难以发作。另外西蓝花与菜花颜色不同，营养素也有些差异。

● 菠菜——胡萝卜素能去除自由基

叶菜类·深色蔬菜，产季为冬季。

深色蔬菜是防癌食物的最佳代表，菠菜的营养价值之高更是其他蔬菜所不能比的。菠菜中的胡萝卜素具有抗氧化的能力，能够清除造成正常细胞癌化的自由基。

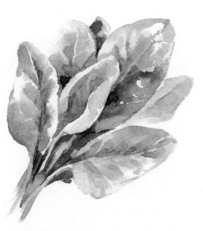

菠菜中含有丰富的膳食纤维，能吸附肠道中致癌物质

　　菠菜中的膳食纤维也很丰富，能够吸附肠道的废物和致癌物质并且帮助排出体外，对于预防大肠癌贡献良多。它还含具有造血功能的铁，锰等矿物质，而且维生素 B_1、维生素 B_2 和叶酸含量都很丰富。由于菠菜中造成苦涩味的草酸含量非常高，可以先在热水里加入一小撮盐快速氽一下，去除苦涩味再烹调。

● 小松菜（日本油菜）——预防癌症与动脉硬化

　　叶菜类·深色蔬菜，产季为冬季。

　　与菠菜同为深色蔬菜的代表。小松菜中具抗氧化功效的胡萝卜素和维生素 C 含量都十分丰富，因此可以预见其预防癌症与动脉硬化的效果，而且它含有丰富的抗癌成分——硫代葡萄糖苷和谷胱甘肽。和菠菜相比，小松菜中造成苦涩味的草酸含量比较少，可以直接生吃，还可以当成蔬果汁的原料。

● 油菜花——代表春天的防癌蔬菜

　　叶菜类·深色蔬菜，春季盛产。

　　油菜花是代表春天的防癌蔬菜，其中含有胡萝卜素、钙、钾和维生素 C，能够让我们均衡摄取矿物质与维生素。维生素 C 有强大的抗氧化作用，因此经常用于预防癌症、预防动脉硬化、预防老化等。由于可以生吃，打成蔬果汁再摄取是个不错的方式。

● 青紫苏——胡萝卜素含量最高

　　叶菜类·深色蔬菜，夏、秋季盛产。

紫苏分为绿色的青紫苏和偏紫黑色的红紫苏两种。青紫苏的胡萝卜素含量在所有蔬菜中首屈一指，胡萝卜素具有预防癌症最重要的抗氧化功能。

紫苏还含有维生素C与维生素E，能够抑制自由基，强化免疫力。

紫苏中的亚麻酸会在体内转换成多不饱和脂肪酸EPA，使免疫系统正常化。红紫苏的胡萝卜素含量与青紫苏相比略低，其他营养价值都一样，可以把红紫苏当成香辛料使用，增加食用次数，对健康多有益处。

● 番茄——番茄红了，医生的脸就绿了

果菜类·深色蔬菜，夏季盛产。

番茄属于"计划性食物"当中的第Ⅱ类。英国甚至有句谚语说："番茄红了，医生的脸就绿了。"根据美国国家癌症研究所与哈佛大学的合作研究结果，一星期吃10个番茄的实验组和不吃番茄的对照组相比，前者的前列腺癌细胞减少了55%。

日常生活中餐餐都有番茄的意大利南部，向来以消化道肿瘤少而闻名，大肠癌等癌症患病率也较低，这就是番茄的色素成分——番茄红素的作用，它能够防止细胞老化，以及癌症病发，其中的胡萝卜素和维生素C等营养素也有抗氧化效果。番茄红素耐高温，溶解在油类中，吸收率就会变高，所以番茄非常适合用来烹调，建议每天通过饮用番茄汁或其他方式，多多摄取。

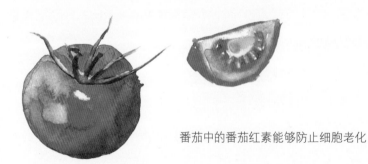

番茄中的番茄红素能够防止细胞老化

● 南瓜——对肺癌、皮肤癌和食道癌有效

果菜类·深色蔬菜，夏季盛产。

南瓜的黄色色素成分——胡萝卜素，会在体内转变成人体所需的维生素A。维生素A具有抗癌功效，尤其对肺癌、皮肤癌和食道癌都很有效。

硒和酚类都是预防癌症的成分，它们充分存在于南瓜皮中，所以南瓜最好连皮一起吃。南瓜的盛产期是夏季，不过南瓜能够长期保存，所以冬天也能吃到。

● 西蓝花——嫩芽含有超强抗癌功效

发芽蔬菜·深色蔬菜，产季为冬季。

属于"计划性食物"第Ⅱ类，含有最佳预防癌症的成分——萝卜硫素，也就是一种异硫氰酸酯。

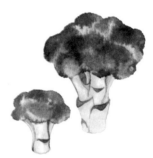

西蓝花具有预防癌症和抑制细胞癌化的作用，能使肝胆排毒酶的功能活化，防止自由基危害的抗氧化功能也非常优秀。此外还含有丰富的多种维生素、酶和叶绿素等营养素，能够预防癌症与细胞老化。

日常饮食中可以积极摄取西蓝花

萝卜硫素是在西蓝花细胞遭受破坏之后才会产生，所以最有效的摄取方式是仔细咀嚼之后咽下去。为了预防水溶性维生素流失，用水氽烫时必须迅速，时间要短。此外西蓝花嫩芽含有致癌物质毒素的解毒酶，活性强度大约是成熟西蓝花的30～50倍，建议把西蓝花嫩芽做成沙拉来食用。

● 白萝卜——消化酶之王

根菜类·浅色蔬菜，产季为夏、秋、冬季。

白萝卜的辣味成分异硫氰酸酯，除了具有杀菌作用，还是一种强大的抗氧化物质，可以有效预防癌症和血栓形成。

白萝卜能促进白细胞活化，让致癌物质无毒化，其中最重要的机能成分就是淀粉糖化酶，这是所有含有淀粉分解酶（淀粉酶）的消化酶总称。研究发现白萝卜中也含有能够加水分解的蛋白质、脂肪和核酸酶等物质，所以说白萝卜几乎算是"消化酶之王"。

此外白萝卜还含有丰富的氧化酶，可以解除烤鱼烤焦部分的毒性。异硫氰酸酯在白萝卜细胞遭受破坏时才会产生，所以切成丝或是磨成泥等烹调方式最能有效摄取。搭配生鱼片的白萝卜丝和搭配烤鱼的白萝卜泥，都是有科学根据的。建议养成每天摄取白萝卜的习惯。

● 芜菁——叶子的营养素比根部还多

根菜类·浅色蔬菜，产季为春、秋、冬季。

我们在食用芜菁时，一般都是食用根部，根部绝大部分都是水分，但同样含有抗癌成分异硫氰酸酯，也含有包括淀粉酶在内的各种消化酶，能够充分促进消化，帮助调节肠道。

芜菁的叶片含有远高于根部的营养成分，这点比较特别。芜菁叶是一种深色蔬菜，含有具备抗氧化功能的胡萝卜素和维生素C，还有铁、钙、钾，以及能够协助排出有害物质的膳食纤维等，防癌所必备的机能成分非常丰富，所以食用芜菁时请一定要同时摄取叶部和根部。叶片可以在水中加入一些盐氽烫，或是用火快炒，也可以加到味噌汤中。

● 胡萝卜——抗氧化功能强大的代表性深色蔬菜

根菜类·深色蔬菜，产季为春季至初夏、初冬。

胡萝卜是"计划性食物"第Ⅰ类，深色蔬菜的最佳代表。拥有强大抗氧化功能的胡萝卜素，就是根据胡萝卜来命名的，胡萝卜素能够抑制细胞癌化。

胡萝卜还能提高巨噬细胞（免疫功能的中心角色）的攻击能力；钾和钙的含量很丰富，还含有维生素 C 和膳食纤维。进行饮食疗法时，胡萝卜是能多摄取的蔬菜，最适合打成蔬果汁饮用。胡萝卜的营养素大多聚集在皮附近，所以食用时最好不要去皮。

● 牛蒡——富含膳食纤维

根菜类·浅色蔬菜，产季为春、冬季。

牛蒡含有丰富的纤维素和木质素等膳食纤维；同时拥有水溶性和不可溶性两种膳食纤维，能够适度地刺激肠道，消除便秘，并吸附胆固醇与部分有害物质，使之排出体外。肠道环境获得改善，自然能够预防大肠癌和直肠癌等癌症。

木质素本身就具有抗菌功能，对所有癌症都有抑制作用。而牛蒡所含的抗氧化物质绿原酸，以及香味成分木香内酯都是能够预防癌症的成分。其美味和香味成分大多都在表皮，所以请仔细清洗后，连皮一起吃，还可以炒制，或是做成沙拉食用。

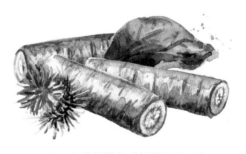

食用牛蒡能够帮助改善肠道环境

● 洋葱——含有能排出致癌物质的催泪成分

茎菜类·浅色蔬菜，产季为春季。

洋葱属于"计划性食物"第Ⅱ类。多吃洋葱能常保健康，不惧病痛。这都是因为二烯丙基硫化物的功效。二烯丙基硫化物的代表性物质为蒜氨酸。剥开时会发出独特的气味，还会刺激眼睛，这是因为蒜氨酸在细胞遭到破坏时酶会发挥作用，转变成具有催泪成分的硫黄化合物大蒜素。大蒜素具有降低胆固醇、抑制血小板凝集等功效。

此外洋葱还有促使致癌物质排出体外的解毒功能，其中所含的槲皮素（一种多酚）能抑制肿瘤产生，以及癌细胞成长等，一般公认洋葱具有高抗癌效果。其中又以保护皮肤，防止紫外线伤害最为有效，具有预防皮肤癌的作用。洋葱耐高温，可以长时间炖煮或大火快炒。如果想生吃，建议选择早春洋葱或是紫洋葱。

● 大蒜——癌症预防食物第一名

根菜类·浅色蔬菜，产季为春季至初夏。

大蒜是"计划性食物"第Ⅰ类中重要性最高的食物。大蒜中所含的气味成分——硫化合物大蒜素，能让柠檬酸循环重新赋活，产生庞大的能量，

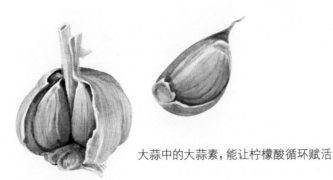

大蒜中的大蒜素，能让柠檬酸循环赋活

从而消除疲劳，提升免疫力。

此外大蒜还能预防血栓形成，改善脂肪代谢，并帮助减少中性脂肪和LDL。大蒜含有钾和维生素 B_1、维生素 B_6，能够改善矿物质平衡与代谢功能。

美国与中国的共同调查，以及意大利等地的调查中，都证明了大蒜的抗癌作用。以葛森疗法闻名的饮食疗法先驱，麦克斯·葛森博士早在 60 年前就已经发布研究结果，指出经常食用大蒜的意大利南部、希腊、南斯拉夫等地的癌症发病率相当低。大蒜还是一种能在做菜时自由使用的食物。

● 茄子——深色色素将自由基阻隔在外

果菜类·茄科蔬菜，产季为夏季。

茄子被归类为"计划性食物"第Ⅱ类。茄子等夏季蔬菜的深色，是为了让其自身免于自由基的毒害，是植物的天然防御机制，茄子中的主要色素有花青素、类黄酮和类胡萝卜素等。

茄子的紫色来自一种花青素，名为飞燕草色素。飞燕草色素具有非常强大的抗氧化作用，能够去除自由基，并能有效抑制促进癌症发生的启动子作用。由于飞燕草色素耐高温，适合加热烹调，建议仔细清洗后连皮一起食用。

● 青椒——预防癌症的王牌成分齐聚一堂

果菜类·茄科蔬菜，产季为夏季。

青椒被归类为"计划性食物"第Ⅱ类，含有丰富的维生素 A、维生素 C和维生素 E，这三种维生素被称为预防癌症的王牌，能够预防癌症等生活方式病以及减缓细胞老化。

青椒的维生素 C 就算加热也不易流失，如果和油脂一起摄取，还能一并提高维生素 A 的吸收率。根据收获时期不同，可分为绿色和红色两种。成熟红色青椒的维生素 C 含量是青椒的两至三倍，是柠檬的将近两倍。彩椒也是青椒的一种，能以火炒或是制成沙拉食用。

● 藠荞——对肺癌、皮肤癌有效

根菜类·百合科蔬菜，产季为梅雨季。

藠荞又称辣韭、荞头、火葱，在中医领域被当成一种生药[1]，药效早已备受肯定，原因在于其含有特殊的皂素和异甘草素（两种查耳酮），异甘草素对于癌前病变治疗有效。

除此之外，也有实验数据显示藠荞对于肺癌和皮肤癌治疗有效。藠荞中的气味成分的二烯丙基硫化物具有抗菌功效。藠荞中确实含有多种对人体有益的成分，不过其中的某些物质对人体作用过强，吃太多反而对身体不好。建议一天摄取四五个中等大小的藠荞即可。

● 葱——活化攻击癌症的细胞

叶菜类·葱科蔬菜，产季为冬季。

葱和洋葱一样，含有丰富的二烯丙基硫化物，葱中的大蒜素能提高体内糖类代谢成能量的效率，进而有效预防癌症。

此外二烯丙基硫化物还能让体内攻击癌细胞的自然杀伤细胞活化，发

1　直接从植物体或动物体采取，经过干燥加工而未精炼的药物。

挥防癌功效。葱含有抗氧化作用强的维生素 C 和胡萝卜素，可以切碎当成香辛料，加入汤品、纳豆和豆腐一起食用，也可以直接炖煮或快炒。

● 姜——人气直升的健康食品

根菜类·姜科蔬菜，全年皆产。

姜被归类于"计划性食物"第 I 类。抗发炎的姜，能够防止某些在癌症发病过程中形成的恶化物质出现，阻止癌症发作。另外姜具有强大的抗氧化作用，可以抑制自由基所引起的细胞癌化。

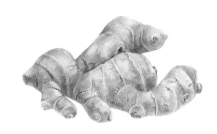

生姜具有抗癌的作用

最近姜的保健效果受到大众关注，人气高涨到日本出现了新的词语来形容特别爱吃生姜的人。可以试着把姜切片蘸蜂蜜吃，或是磨成泥，加进果汁、红茶或汤品里饮用。

● 其他蔬菜

广受大家喜爱的中国蔬菜上海青，里面含有丰富的抗氧化成分，印象中用作装饰物的香芹也含有丰富的预防癌症王牌维生素（维生素 A、维生素 C、维生素 E）。

明日叶中含有查耳酮、香豆素等抗氧化物质，韭菜中含有大蒜素。前文已经介绍过的大蒜素，是洋葱、大蒜、葱、辣韭等葱属植物中的香味成分，会发出硫化物的特殊气味，有良好的增加白细胞与淋巴细胞的作用，是最适合用来提升免疫活性的食物成分。

至于芦笋，这里就不列举其天门冬氨酸与其他各式各样的特长了。茼蒿、小黄瓜、莴苣、苦瓜等蔬菜也一样。请注意观察它们的盛产时期与流通时期，有效地运用全年度盛产的蔬菜吧！

✿ 菇类能够预防三大生活方式病

我们的体内具有免疫系统，能在癌细胞出现的时候发动攻击。菇类能让人体内的免疫系统活化，具有免疫赋活的功效，对于预防癌症非常有效。菇类含有 β - 葡聚糖，能够提高免疫力，还可以刺激肠道的淋巴组织派尔斑，使巨噬细胞和淋巴细胞增殖。

除此之外，菇类也具有很好的抗氧化功能，能够有效抑制自由基。自由基会引发疾病，而菇类可以预防这些疾病发生，菇类对于预防心脏病和脑卒中都相当有效。

菇类中含有丰富的膳食纤维，还具有降低胆固醇的功效。总结来看，菇类可以有效预防三大生活方式病，是一种非常宝贵的食物，请积极摄取。

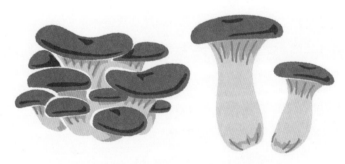

长期适量食用菇类，帮助活化人体免疫系统

● 香菇——可作为治疗用药物

香菇的抗癌效果相当显著，其中的有效成分香菇多糖更被实际当成治疗药物使用，而且现在已确定香菇中的香菇嘌呤能够有效降低血压和胆固醇。

在此建议大家制作香菇萃取液来饮用，不一定要买香菇，只要是菇类即可。先将一朵大的干香菇（小的则需要两三朵）仔细清洗，浸泡在一大杯水里，放在冰箱里静置一晚，隔天早上饮用。香菇嘌呤易溶解于水，所以大部分都会溶解在浸泡液里，而剩下的香菇则可以用来煮汤，可以说是一举两得。

● 灰树花——对乳腺癌、子宫癌有效

灰树花就是传说中的梦幻香菇，但是最近发展出了人工栽培技术，所以比较容易购买。小白鼠实验已经证实，灰树花在所有菇类中抗癌功效最强。

β-葡聚糖具有抗癌作用，而灰树花所含的 β-葡聚糖为灰树花多糖 D 阻分，抗癌作用比其他 β-葡聚糖更好，能够提高白细胞等免疫细胞的抗癌功效，对乳腺癌、子宫癌、前列腺癌、肺癌等癌症都有一定的效果。可以快炒，也可以放进火锅里食用。

● 杏鲍菇——让癌症风险减半

杏鲍菇所含的糖蛋白成分具有抗癌效果，因此备受瞩目。另有研究指出，每周摄取杏鲍菇超过三天的长野县栽种杏鲍菇的农家，癌症死亡率是日本平均值的一半以下。

建议各位在食用杏鲍菇时，采用能够有效吸收营养成分的烹调方式，

例如茶碗蒸、火锅、汤品等，其中茶碗蒸是最能有效吸收杏鲍菇营养素的食用方式。

● 蟹味菇——提升免疫力与抗氧化作用

蟹味菇一年四季都能买到，它能够提高免疫力，还有抑制生成过氧化脂质的抗氧化作用。蟹味菇中的营养成分相当耐高温，所以不管是炖煮还是烧烤，营养成分都不会受损。

蟹味菇的食用重点在于仔细咀嚼。蟹味菇的营养成分和唾液中的 α - 淀粉酶混合之后，效果会更加显著。建议将其作为煮汤的材料，可以同时有便宜、美味和方便三大好处。

● 滑子菇——黏稠成分具有预防癌症的效果

在所有可食用菇类当中，滑子菇是蛋白质和膳食纤维都非常丰富的优良食物。表皮上有点滑溜溜的黏液，含有丰富的药效成分，实验结果已证明，其黏液具有防癌的效果。建议做成汤品，把滑溜溜的黏液一起吃下去，借此摄取滑子菇的有效成分。

无论是哪一种菇类，最重要的就是适量食用，而非一次大量摄取。重点在于每天更换不同的菇类，并长期食用。

❖ 重要性仅次于蔬菜的水果

水果中含有丰富的维生素 C 与多酚等抗氧化物质，接下来我将在众多的水果中列出我个人特别推荐的水果，以供参考。

● 苹果——助你远离医生

这是我最后终于找到的重要性和柠檬相当的水果。欧美国家自古就有多吃苹果、胡萝卜就不需要医生的谚语，可见苹果是营养价值非常高的水果。苹果的果肉部分含有槲皮素，果皮则含有花青素等丰富的多酚，二者都具有高度的抗氧化作用，能够预防癌症。

另外，苹果还含有一种名叫果胶的水溶性膳食纤维，能够抑制肠道腐败菌增生，调整肠道环境，因此可以有效预防消化道方面的癌症。富山医科药科大学田泽贤次教授的研究指出，苹果果胶能让肠道内的pH值酸性化，促进乳酸菌与比菲德氏菌等益生菌繁殖，并使产气荚膜梭菌等有害菌减少，如此一来，就抑制了致癌物质亚硝胺的产生，获得预防大肠癌的功效。

目前已在苹果中检测出单宁和儿茶素等将近10种多酚成分，它们大多集中在果皮，建议把苹果仔细清洗后，连皮一起吃。

● 柠檬——爱吃者多长寿

第三章介绍过的几位活力十足的人，大多是柠檬爱好者。大家都知道，柠檬中的维生素C与柠檬酸，具有减轻疲劳和提高免疫力的作用。柠檬酸能让进行能

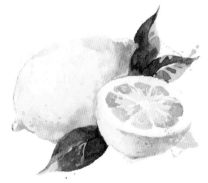

柠檬中含有的柠檬酸成分能让人体内的柠檬酸循环机能更顺畅

量代谢的柠檬酸循环机能更顺畅。如果想要有效率地制造能量，柠檬酸是不可或缺的成分。

第二章提到，如果柠檬酸循环不能顺畅运作，就会有罹患癌症的风险。大多存在于柠檬果皮中的黄色色素圣草次苷（柠檬多酚），具有良好的抗氧化作用，能够去除自由基，抑制过氧化脂质的形成。建议每天摄取两个柠檬，可以和蔬菜汁混合饮用，也可以做成蜂蜜柠檬汁，或是做成蜂蜜渍柠檬切片，相对也比较容易。

柠檬的果皮含有超过果肉含量约 10 倍的圣草次苷，其他种类的多酚成分也希望能够尽量摄取，所以请选择可以连同果皮一起食用的无农药或低农药柠檬。

在此顺便介绍一下其他种类的柑橘类水果。柑橘类是所有水果中进行过最多流行病学相关研究的水果，也是功效不错的防癌食品。

葡萄柚含有丰富的维生素 C，而其中的柠檬酸则有预防癌症的效果。

橘子是类胡萝卜素和维生素 C 的宝库，橘子的酸味来自柠檬酸。温州蜜柑中所含的抗氧化物质隐黄素受到众人瞩目，在动物实验中已经证明其具有预防癌症的功效。柳橙含有丰富的维生素 C，也含有胡萝卜素以及能够调节矿物质平衡的钾，此外还有钙、磷、镁等矿物质。

由于柚子拥有独特的香味与酸味，所以成为日式料理的香辛料，广受众人喜爱。柚子也含有柠檬酸、琥珀酸和苹果酸，以及丰富的维生素 C 和维生素 E，能够预防癌症。

不管哪一种柑橘类水果，都具有消除疲劳和改善高血压等功效，都能够预防生活方式病。可以做成果汁，也可以当成零食、点心或香料，希望大家能多多食用。

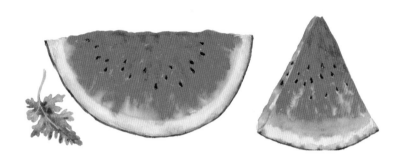

西瓜中的胡萝卜素和钾含量丰富，能帮助预防癌症

● 西瓜——对肾脏有利尿作用

西瓜可说是夏季水果的代名词，含有丰富的胡萝卜素和钾。西瓜含有瓜氨酸这个利尿成分，所以当西瓜和钾一起产生作用时，能增强肾脏功能，并改善高血压，预防癌症。

哈密瓜含有丰富的高抗氧化物质胡萝卜素和维生素 C。水蜜桃可以依照果肉颜色分为白桃、黄桃和红桃，白桃中含有一种名为类黄酮的多酚，黄桃含有胡萝卜素，红桃则含有大量的花青素，都具有强大的抗氧化作用，可以有效预防癌症和动脉硬化，还可以预防细胞老化。

● 奇迹果——抗氧化功效最高

美国农业部和塔夫茨大学老化研究中心的研究，都证实了在所有蔬菜、水果以及豆类当中，奇迹果的抗氧化功效最强大。其英文为 Miraclefruit。

奇迹果独特的红色来自花青素，对甲状腺癌的治疗有益。此外目前已得知奇迹果中还含有未知的抗氧化物质。

奇迹果可以直接食用，也可以打成汁或糊，也可以制成干果再吃，营养成分会变得更丰富。如果能一天食用一至二茶匙的奇迹果浓缩萃取物，就能有效预防癌症。

另外，水梨和洋梨都能调整肠道环境。特别是洋梨含有丰富的钾，可以期待它在预防高血压与癌症方面的功效。

● 蓝莓等浆果——可使自由基无害化

最近大受欢迎的水果中就有蓝莓，它含有丰富的蓝紫色花青素，最为人所知的优点是对眼睛有益，具有良好的抗氧化作用，能使自由基无害化，可预防癌症、动脉硬化，减缓细胞老化。

葡萄是一种非常受欢迎的水果。里面同样含有花青素，具有和蓝莓相

抗氧化作用高的水果

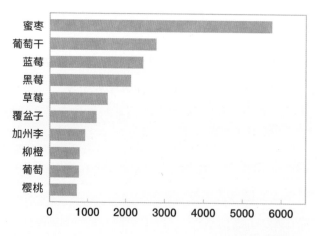

(抗氧化功能活性度)

(源自《农业研究》/1999)

同的功效。葡萄和红葡萄酒中所含的白
藜芦醇能够抑制癌症。

　　草莓也是非常重要的水果，草莓中
所含的果胶相对较多，可以调整肠道环
境，改善便秘，预防大肠癌。草莓也是维生
素C的宝库，可以提高免疫力并减缓细胞老化。
食用五六个中等大小的草莓，就能摄取到一天所
需的维生素C。

　　这些水果最好在它们的盛产期拿来当成甜点
食用。

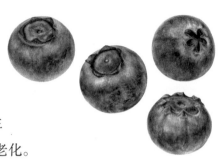

蓝莓中含有的蓝紫色花
青素能帮助减缓人体内
的细胞老化

● 柿子——预防大肠癌

　　柿子含有丰富的胡萝卜素，并含有玉米黄质，水溶性纤维果胶含量也
非常多，有预防大肠癌的功效。

　　无花果含有丰富的钾和果胶，能够调节矿物质平衡，预防大肠癌。

　　许多热带水果都具有抗癌效果。奇异果含有丰富的维生素C、钾和膳
食纤维，凤梨的酸味成分来自柠檬酸，杧果也富含有抗氧化作用的胡萝卜
素，具有提高免疫力、消除疲劳、预防癌症等多种功效。

⚙ 日本的传统食物：海藻

　　日本是四面环海的海产国家，绳文时代遗迹中就有海藻的存在，这表

示当时的人活在海藻的恩泽之下。海藻中的丰富矿物质，是人体成长代谢过程中不可或缺的营养素，过去海藻就曾经在发生地方性流行病时保护了日本人。近年来有研究证实，海藻的多糖体具有预防癌症的效果，因此再度受到重视。

● 昆布——黏稠成分可让癌症灭绝

昆布是海藻食品的代表，钾、钙、碘、铁等矿物质含量非常丰富，其中碘是预防生活方式病的重要营养素。碘又被称为沃素（日文说法），集中于人体的甲状腺内，是促使基础代谢更加旺盛的甲状腺素原料。碘也是一种治疗癌症优良的物质，不过罹患甲亢的人绝对不可以过度摄取。

昆布的黏稠成分——膳食纤维岩藻聚糖硫酸酯能让血液中具有免疫赋活作用的干扰素等物质增加，预防癌症的效果颇受瞩目，而且还有开启癌细胞自毁开关的作用。昆布所含的丰富膳食纤维能够吸附胆固醇和钠，并排出体外，和预防癌症有所关联。

昆布的根是浓缩了这些营养素的部位，希望各位积极摄取昆布根，例如将昆布根泡水当成精华液饮用。我的习惯是每天早上把昆布根切成小块，丢进绿茶里一起饮用，等到几十分钟后再把变软的昆布根含在嘴里，然后出门上班。

第一章里曾经提到，传统的冲绳饮食可说是长寿的代表，理由包括摄取了丰富的深色蔬菜，盐分摄取量低，料理多为低脂肪猪肉和豆类食物，以及使用黑砂糖等。不过我认为大量食用以昆布为首的海藻类食物，应该也是重要原因之一，可以通过加进汤品、沙拉中大量摄取。

● 海带芽——调整肠道环境

海带芽和昆布一样，含有多种丰富的矿物质、维生素和膳食纤维。和布芜是海带芽根部上方的生殖部位，含有高过海带叶数倍的膳食纤维和矿物质。

石莼（又称海莴苣）是一种海藻，特征是带有鲜艳的绿色。任何一种含有著名抗癌成分岩藻黄质的海藻类，例如寒天、海苔等，都能调节肠道环境，具有抑制癌症的效果，因此一定要养成摄取海藻的饮食习惯。

❖ 白肉鱼或青背鱼比红肉鱼更好

动物性蛋白质是人类所需的非常重要的营养素，然而鲔鱼或鲣鱼等红肉鱼含有肌红蛋白这种容易氧化的成分，因此并不建议食用。尽管如此，许多人还是会想吃盛产期的第一批鲣鱼或鲔鱼。如果真的想吃红肉鱼，建议一周以两次为限。

● 鲑鱼——抗氧化力超强，又称为药鱼

第三章曾经介绍过日本绳文时代饮食，鲑鱼是绳文时代动物性蛋白质的重要来源。根据历史记载，奈良、平安、镰仓、江户等时代都进贡鲑鱼给朝廷，可见从绳文时代开始，鲑鱼就是日本人的重要食物。

鲑鱼中的蛋白质含量高达 22%，是一种低脂高蛋白的优良食物，含有的氨基酸也相当均衡。此外横膈膜和鲑鱼子含有二十二碳六烯酸（DHA）

和二十碳五烯酸（EPA）等不饱和脂肪酸，以及丰富的维生素与矿物质。鲑鱼的鱼肉虽然是橘红色的，但却属于白肉鱼。

鲑鱼的红色色素主要来自虾青素，是一种天然的类胡萝卜素，和虾、螃蟹的色素相同，抗氧化活性非常高，在所有脂溶性抗氧化物质中，抗氧化力最高，已确认能够提高免疫力并抑制癌症。虾青素能够强化免疫细胞，特别是其中的 T 淋巴细胞。

鲑鱼的鱼肉、鱼皮、鱼骨、卵巢和鱼肠都含有均衡的营养，在日本有"药鱼"之称。如果从预防癌症的角度来看，除了鲑鱼，也希望各位能够摄取鲽鱼、鳕鱼、比目鱼等白肉鱼来补充动物性蛋白质。

● 青背鱼——可预防癌症与血管壁阻塞

竹荚鱼、沙丁鱼、秋刀鱼等青背鱼，和鲑鱼一样，含有丰富不饱和脂肪酸 DHA 和 EPA。DHA 除了可以改善癌症，也能改善脑卒中等生活方式病。

过去将鱼类的脂肪和牛、猪的脂肪视为同一类，建议不要摄取太多，这是错误的观念。北极因纽特人常吃海豹和鱼，其中的 DHA 可以预防癌症、心肌梗死和脑梗死。在小白鼠实验中也证实鱼类具备预防乳腺癌和大肠癌的效果。另外有研究结果显示，大量摄取 DHA 相对来说不容易患癌症。

EPA 也具有相同的功效。由于青背鱼的脂肪容易氧化，要注意摄取新鲜的鱼类。如果用器具烧烤，鱼类的脂肪会流失，所以建议以生鱼片的形式来食用，这样才能更有效摄取到脂肪。

如果你想摄取动物性蛋白质与脂肪，请务必活用白肉鱼与青背鱼。

● 牡蛎——有"海中牛奶"之称的营养宝库

蚬、蛤蜊、文蛤、牡蛎、海螺等贝类，含有丰富的糖原、牛磺酸、多种维生素及锌与铁等各种矿物质，是非常宝贵的蛋白质来源。其中又以牡蛎的营养价值最高，甚至被称为"海中牛奶"。

牡蛎等贝类的美味之源——糖原，是人们活力的来源，对于生物代谢的主干——柠檬酸循环的细胞呼吸以及能量产生有着非常大的作用，是维持生命不可或缺的物质。

牛磺酸是一种氨基酸，可以让血压恢复正常，降低总胆固醇，使HDL增加，也是一种强心剂，能让血液循环更顺畅，并改善肝脏功能。章鱼、墨鱼等软体动物，虾、螃蟹等甲壳类生物，还有其他贝类都含有此成分，不过其中最著名的代表还是牡蛎。

牡蛎还含有丰富的锌。为了维持生命与健康，我们需要各式各样的营养素，其中背负着最重要职责的营养素就是锌。近几年来，锌不足所导致的疾病逐渐增多。

如果锌不足，遗传基因就容易受损，DNA也容易发生排序失误，而这就会引发癌症。以牡蛎为首的各种海产，如贝类、章鱼、墨鱼、虾、螃蟹等食物，建议最好能够定期地摄取。

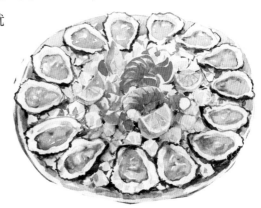

食用以牡蛎为首的海产，帮助获取人体所需的锌

❖ 肉类要选鸡肉，
而非牛肉或猪肉

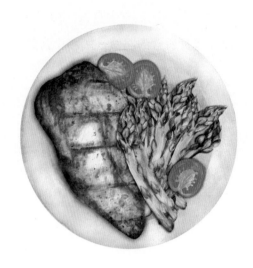

鸡肉是一种高蛋白、低热量的肉类

　　适用于癌症患者的"济阳式饮食疗法"，禁止摄取四足步行动物的动物性蛋白质。不过我会要求患者从鸡肉和鱼贝类当中摄取动物性蛋白质，因为鸡肉是一种高蛋白、低热量的食物。

　　鸡肉所含的营养素，除了蛋白质，还有抗氧化物质维生素A，使代谢正常化的维生素B，减少血中坏胆固醇并使好胆固醇增加的烟酸等许多对癌症有效的成分，因此我特别推荐脂肪较少的鸡胸肉。

　　不过所有食物都会有相同的问题，那就是食物的生长环境所造成的影响。肉鸡就是被大量饲养在狭窄笼子里的鸡种，比较容易生病，所以饲养者大多会在饲料里添加抗生素，抗生素会给身体带来不好的影响，因此请尽可能选择放养或自然状况下成长的鸡。

● 鸡蛋——虽是完全食品，但一天以一个为限

　　鸡蛋里含有蛋白质、脂肪、钙、铁、磷等除了维生素C以外的所有重要营养素，所以被视为"完全食品"。

　　有些人的主食为蔬菜水果，再加上鸡蛋和牛奶，这种饮食方式被称为奶蛋素饮食法。奉行此种素食主义的人，认为鸡蛋是健康食品的模范。鸡

蛋含有高达 9 种的必需氨基酸，营养均衡，十分完美。

蛋黄除了含有胆固醇、铁和维生素 B，也含有丰富的维生素 A，能够有效提升皮肤的代谢，以及人体免疫力。此外蛋黄所含的胆碱是能够让脑部活化的脂质，有预防脑部老化的功效。

蛋白质具有杀菌和抗氧化的功效，其中构成蛋白质的白蛋白中含有胱氨酸和组氨酸等抗氧化氨基酸，能够有效抑制亚麻油酸氧化，也能抑制自由基的运作。蛋清溶菌酶具有提升免疫力的功效。这些都是预防癌症的重要功效。

中老年人之所以不食用鸡蛋，是因为胆固醇。不过鸡蛋本身含有许多调整胆固醇代谢的物质，所以只要摄取量正常，就不需要担心脂肪异常的问题。鸡蛋的摄取量则是一天以一个为限。

鸡蛋和鸡肉一样，要注意生产环境和饲养状况。在第五章介绍过，请务必注意食品安全追溯系统。优质的食物价格当然比较高，但健康是无可取代的。由于鸡蛋加热之后抗氧化活性会减少，食用时建议煮成温泉蛋或做成欧姆蛋卷等，以半熟蛋状态摄取最佳。

❀ 芝麻是"长生不老药"

自古以来，芝麻便以"长生不老药"闻名于世，芝麻含有均衡的亚麻油酸和油酸等不饱和脂肪酸，维生素 B，维生素 E，钙、磷、钾等矿物质和锰、钛、钡等无机物。

特别受人关注的是芝麻中的芝麻木脂素。芝麻木脂素是芝麻里所有脂溶性抗氧化物质的总称，包括芝麻素、芝麻酚、芝麻林素等。其中又以芝麻素具有良好的抗氧化作用，最为人所知。此外芝麻还有抑制胆固醇产生、预防动脉硬化、改善脂肪代谢、增进肝脏功能等作用，是非常优良的食物。

由于颗粒状的芝麻多半无法消化，建议磨碎后食用。另外芝麻油具有高度的氧化安定性，可以在高温烹调时使用。

✿ 香草植物的癌症抑制力

"计划性食物"金字塔中，约有40种预防癌症的食物，其中包含了多种香草植物，例如罗勒、牛至、百里香、迷迭香、鼠尾草和薄荷等。

香草植物共同的芳香成分，含有能够去除自由基毒性的良好抗氧化物质，也有研究指出其能够抑制癌症遗传基因。

请积极使用香草植物，增添料理香气，消除肉类腥味，可用于配菜、沙拉、香辛料、汤品中，请多多摄取。香草植物不仅可以预防癌症，还可以增进食欲，具有调节肠道环境、杀菌、促进消化、滋养强身等许多功效。

香草植物具有解毒和提升免疫力的功效，除了前面所提到的香草，还有水芹、茵陈蒿、香菜、姜黄、甘草等，请多加选择。

✿ 蜂蜜一天吃两大茶匙

蜂蜜自古以来就是一种珍贵的用于滋养补身的食物，也可以当成药物。蜂蜜是弱酸性的，不会腐败，有强大的抗氧化效果，不仅可以食用，以前还有人用它来处理伤口。

蜂蜜的甜味几乎都来自果糖和葡萄糖。由于是最小单位的糖类，容易吸收，马上就能转换成能量，不会造成血糖急速上升。蜂蜜的矿物质和维生素含量也很丰富。

蜂蜜所含的有机酸（葡萄糖酸、乳酸、柠檬酸、苹果酸、琥珀酸等）能帮助柠檬酸循环运作，使细胞代谢更加活跃。前面曾解释过，柠檬酸循环如果出现异常，就会引发癌症。

选择蜂蜜时，请注意选取纯度高且不含农药的蜂蜜。我个人喜欢橘子或柠檬口味的蜂蜜，不过我怀疑里面还有其他添加剂，所以我现在常用的是相对来说没有农药的合欢树蜂蜜，或是产自新西兰，生长在长达30年禁用农药的森林中，杀菌力强的麦卢卡蜂蜜。

麦卢卡蜂蜜具有优秀的保护黏膜作用。最近也有研究指出，对引发胃溃疡与胃癌的幽门螺杆菌来说，麦卢卡蜂蜜的抗菌效果高过其他蜂蜜七八倍，能够立刻发挥预防胃癌的功效。蜂蜜可以加进蔬果汁或酸奶中，也可以取代砂糖成为甜味剂，建议一天摄取两大匙左右即可。

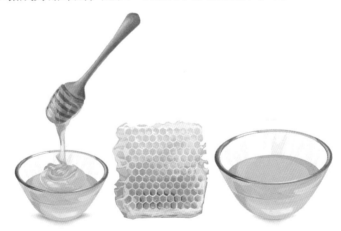

蜂蜜是抗氧化效果非常强的食物

第 7 章

可以清除癌细胞的
生活习惯

容易罹患癌症的生活习惯和不易罹患癌症的生活
习惯是不同的。癌症是一种生活方式病，
只要重新检视并改善生活习惯，
就能有效预防。

✿ 不易罹患癌症的生活习惯

容易罹患癌症的生活习惯和不易罹患癌症的生活习惯是不同的。癌症是一种生活方式病，只要重新检视并改善生活习惯，就能有效预防。

想以自体免疫力来预防癌症，最好的做法还是从改善饮食习惯开始。不过除了饮食，世界各国通过各种研究，发布了许多预防、抑制癌症的有效方法。

接下来，我要介绍几个必须重视的防癌生活习惯，请各位务必在自己的日常生活中落实。

✿ 培养正确睡眠习惯——
睡眠能遏制癌症萌芽

首先是睡眠。相信大家都有过经验，睡眠不足会突然感冒、拉肚子，出现身体不舒服等状况，这是免疫力下降所引起的。

睡得安稳、睡眠时间充足，是提升免疫力的基本条件。研究免疫力的专家，新潟大学研究所的安保彻教授曾指出，良好的睡眠能使免疫力提高。

免疫系统的运作，其实和自律神经有着密切的关系。自律神经可分为交感神经和副交感神经，白天清醒时是以交感神经为主运作，而晚上睡觉时则是以副交感神经为主运作。最新的研究报告指出，自律神经会给免疫系统带来影响。

血液中的白细胞是免疫系统的主力部队，主要分为淋巴细胞和粒细胞两种。粒细胞负责处理细菌，淋巴细胞则负责处理癌细胞。而交感神经会增生粒细胞，副交感神经会增生淋巴细胞。

交感神经和副交感神经两者之间的关系是一方增加时，另一方就会减少。如果两者取得良好平衡就没事，一旦出现压力或是紧张，交感神经的紧张程度也会提高，于是粒细胞就会开始不断增生。

粒细胞在处理细菌之后，会排放出自由基等毒素。此外粒细胞含有的物质具有发炎作用，在处理细菌的途中释放出来还无妨，但粒细胞增加太多，就会在体内到处散播发炎物质。所以长期处于睡眠不足或是紧张状况时，我们就会容易出现长痘痘、皮肤变差，以及肠胃炎等身体不适的情况。

这时来观察淋巴细胞和粒细胞之间的关系：淋巴细胞减少，制造自由基的粒细胞增加，由于处理癌细胞的淋巴细胞变少，体内变成容易引发癌症的环境。如此一来，就无法完全清除每天产生的数千个癌细胞。

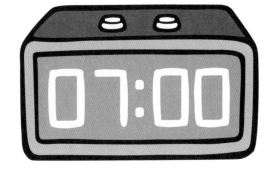

早睡早起，睡眠充足，能够
帮助提升免疫力

根据安保教授的研究，得知在夜间人体的淋巴细胞会增加，而白天清醒时淋巴细胞会减少。于是他得出了结论：淋巴细胞增加＝增加副交感神经优先运作的时间＝必须获取充足的睡眠。

因此我建议癌症患者至少要睡 9 小时，健康的人至少也要睡 7～8 个小时。不过应该有人很难有这么长的睡眠时间，对于无法确保睡眠时间的人，我建议睡个短暂的午觉，只要稍作休息即可。希望大家养成让身体多休息的习惯。

❁ 保持排便习惯——便秘会制造致癌物质

在此问大家一个可能有点突兀的问题：不知道各位认为拉肚子和便秘，哪一种对身体的危害更大呢？答案是便秘对身体的危害较大。因为拉肚子的时候是副交感神经优先运作，而便秘则是交感神经运作。各位读者可能有过在旅行时便秘的经历，这时候就是交感神经优先运作的状态。

当身体反复出现拉肚子和便秘的症状时，首先要解决的是便秘问题。一旦便秘，多数女性就会产生皮肤变差的苦恼。在上一个关于睡眠的小节已经解释过，出现这个现象的原因是压力与交感神经紧张，造成粒细胞大量增加。不管是拉肚子还是便秘，都不要去依赖药物，要想办法腾出时间多放松，或是用饮食解决等，请尽量缓解压力。

但为什么便秘对身体更不好？因为一旦便秘，宿便就会在肠道中累积很长一段时间，这对预防癌症来说是很不好的。

粪便中除了大量的肠道细菌，还含有毒素和致癌物质。例如：有害菌的代表——大肠杆菌和产气荚膜梭菌，它们会分解动物性蛋白质，制造出促使致癌物质老化的物质，还会将分解脂肪用的胆汁酸再次分解，制造高度致癌物质次级胆汁酸。不仅如此，有害菌还会继续作恶，制造出强烈致癌物质——亚硝胺。

便秘就表示亚硝胺等致癌物质囤积在肠道，和肠壁保持长时间的接触。肠道是聚集大量免疫细胞的免疫系统要塞，如果让致癌物质一直停留在这里，对身体当然非常不好。

小孩子在饭后都会立刻去上厕所，这是因为他们还留有良好的胃结肠反射和直肠反射。等到长大成人后，理性开始发挥作用，反射动作减少，就容易出现便秘。

宿便也是一大问题。宿便是停滞在肠道的废物，废物必须要彻底排泄出去。肠道菌丛失去平衡是癌症发病的原因之一，毫无疑问是受到了宿便的影响。

完全而彻底地排泄的重要程度不亚于好好摄取营养，所以少吃也是非常重要的事。偶尔下定决心让自己彻底空腹，进行短期断食，也能有良好的效果。请保持维护肠道清洁的习惯，例如大量摄取含有许多膳食纤维的蔬菜、水果、大豆、酸奶等。

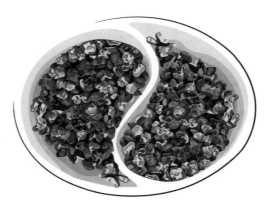

如果一直便秘，可以用胡萝卜、姜、花椒等食物调理身体

　　能够长期实践"济阳式饮食疗法"，就不必担心出现便秘或拉肚子的问题。如果还是一直便秘，也请不要使用泻药或软便剂，不妨用大建中汤等中药来调理或者是摄取含有与大建中汤相似成分的胡萝卜、姜、花椒等，用食物调理身体。

❀ 运动习惯——锻炼下半身

　　美国的《国际防癌守则十五条》中指出，适度的运动是预防癌症的良好习惯。运动可以消耗所有摄取来的能量，因此适度运动是非常重要的，同时运动也有促进血液和淋巴循环的效果。

　　心脏的工作是把血液送到身体的各个角落，动脉血管则不断进行收缩和舒张动作，协助血液循环。当抵达末端微血管的血液要回到心脏时，肌肉就派上了非常大的用场，这称为肌肉泵作用，可发挥将血液送回心脏的功效。

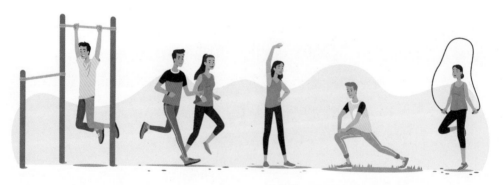

适度运动，养成锻炼身体的习惯

人体最重要的肌肉就是下半身的肌肉。想要在违反地心引力的情况下，将下半身的血液送回心脏，必须依赖人称第二心脏的腓肠肌的肌肉收缩。下半身的血液流动顺畅，全身的血液循环才会跟着变好。

保持健康的秘诀，就是让全身的血液循环维持顺畅。当肌肉因为运动而收缩时，压力就会将静脉中的血液由下往上输送，促使淋巴循环跟着变好，免疫细胞才能够四处活动。癌症、肥胖、糖尿病、高血压和脑卒中等疾病的出现，都有运动不足的原因。

人体的肌肉有 70% 集中在下半身，到了 30 ～ 40 岁，人体肌肉量开始逐渐下降。如果把 20 多岁的肌肉量视为最高峰期，那么 40 岁会剩下 80%，60 岁会剩下 60%，到了 70 岁大概就只剩下一半了。

如果将上半身与下半身的流失肌肉量进行比较，就会发现下半身肌肉流失的速度会比上半身快 1.5 ～ 2 倍。拥有全身 70% 肌肉的下半身，肌肉流失速度比较快，说得极端一点，其实我们可以不必理会上半身，只要专注集中锻炼下半身肌肉即可。

当年龄增长和运动不足造成肌肉量减少时，血液中的糖类燃烧量就会降低，生病的可能性也就会跟着增大。锻炼下半身肌肉其实与预防各种疾病有密切关联。

请各位一定要适当地进行运动，例如通过短程慢跑、游泳、种植家庭菜园等方式来消除压力，使免疫机能活化。走路也是维持健康的一大方式，所以不要搭电梯，改走楼梯，慢慢来也没有关系，可试着一次爬两阶。坐公交、地铁时不要坐下，有时间的时候不妨试着步行一站的距离，只要付出一点点的努力，就能锻炼到下半身，特别是小腿部位的腓肠肌。

不过运动过度激烈，不只会伤害肌肉，还会让自由基增加，所以要特别注意。

❀ 养成泡澡习惯——让身体保持温暖，预防低体温

除了运动，另一个能够促进血液循环的重要活动就是泡澡。泡澡不仅能保持身体清洁，还能帮助改善全身的血液循环并消耗热量。如果血液循环顺畅，免疫细胞就能更有效地攻击体内异物，从而提升免疫力。

近年来，很多年轻人在洗澡时仅沐浴，而不泡澡，这样是不好的，希望各位能够多泡澡，让身体保持温暖。最近流行的让身体温暖起来、升高体温等健康术、健康书籍正好强调了这一点，体温和免疫力的关系非常密切。

注意保温，让血液循环保持顺畅，是维持免疫力极为重要的一环。不管是癌症还是抑郁症，染上任何一种疾病，体温都会降低，不到36℃。健康的人体温是36.5～37.1℃，但是现在出现了越来越多的低体温者，这一现象很可能是压力所致。一般认为，体温降低1℃，免疫力就会下降30%。

不管是早上还是晚上，请配合自己的生活作息，每天悠闲地泡一次澡，养成温暖身体的习惯。

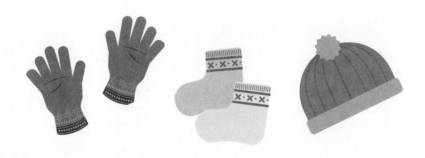

利用保暖衣物，养成温暖身体的习惯

此外在前一小节提到肌肉和升高体温有非常紧密的关系。通过运动来维持良好的肌肉状态，是预防低体温的好方法。如果身体一直冰冷，就没有办法迅速做好全身的免疫准备。此时不妨试着用保暖物品温暖身体，冬天戴上围巾或口罩，会有相当于多穿一件衣服的保暖效果。建议运用多种方式，下一点功夫，让保暖成为一种习惯。

☼ 养成深呼吸的习惯——使副交感神经获得优势

人在感到不安时，呼吸会变得浅而急速；感到放松时，呼吸则会深而缓慢。在人体所能进行的所有运动中，只有呼吸是有意识与无意识两者的结合，可受意识控制。

呼吸这件事，就算没有刻意去做，在无意识的状态下也会规律地进行。人处在自律神经的支配之下，所以会自行动作。当你感到愤怒或紧张的时候，交感神经也会随之紧张，呼吸就会变快；当你悠闲放松的时候，则是由副交感神经优先运作，呼吸的速度会变得缓慢。

呼吸能通过自我意识加以控制，深呼吸就是一例。刻意地缓慢吐气，再慢慢吸气，反复几次之后，我们的体内就会将现在吸入了很多氧气的信息传达给自律神经。

如此一来，副交感神经就开始活跃，然后会切换成慢慢呼吸的状态，最后产生可以不必吸入比现在更多氧气的反应。所以深呼吸能让副交感神经优先运作，让人放松下来。

　　我们要注意，交感神经紧张是生病的根源。当你遇到压力等促使交感神经紧张的状况时，请提醒自己要刻意地进行深呼吸。希望大家都能把呼吸与自律神经的关联记在心里，以达成良好的健康效果。

　　前面提到了有关交感神经紧张的问题，其实内心的感受也会给疾病带来巨大的影响。情绪的剧烈起伏一定会带给身体某些影响，例如对某一件事情深深苦恼，长时间不断在小事上纠结，忌妒他人，疑神疑鬼等，这些情绪起伏如果超过限度，身体就一定会出现问题。

　　人生一定有苦有悲，虽然很辛酸，但还是要努力不让自己持续消沉下去。虽然很困难，但不管是为了自己还是为了别人，都一定要好好思考在悲叹中度过一生到底是件好事还是坏事。

　　在工作上努力投入是件很重要的事，但也不要过度投入。过度努力一定会让交感神经紧张，紧张的感受会成为癌症等种种疾病的诱发原因，请大家一定要时刻记住这一点。

　　最后一点，人生的意义是要时时掌握自己的生命价值，并朝着实现价值的方向努力前进，要永远向前看，这是预防癌症等疾病的重点之一。

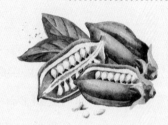

食品添加剂的危险度检查表

"食品添加剂"这个名词看似无害，但是到底有多少人能彻底了解它呢？所谓食品添加剂就是在制作加工食品时，用来协助制造与保存的甜味剂、调味剂、着色剂、防腐剂等物质，能让我们的饮食生活变得更加便利。

食品添加剂基本上都会通过动物实验确认其安全性，尽管如此，检验合格的食品添加剂中还是会有提高患癌风险的物质存在。因此，我希望各位不要只了解食品添加剂的便利性，同时也要了解其危险的一面。

举个例子，2004 年，常用于火腿、香肠等畜产加工食品，以及鱼板[1]等水产加工食品中的着色剂茜草素，因为有致癌的危险而被禁止使用。然而在明文禁用之前，大家都觉得它是安全的，所以一直都随意使用。以此为例，各位难道不认为我们实在应该再次审视所有加进食品中的原料吗？

1　一种以鱼浆为原料制成的日本食材。

常见食品添加剂的危险度检查表

种类	名称	危险度
甜味剂	木糖醇、阿斯巴甜、甜菊糖、甘草素	2
	山梨醇	1
着色剂	人工色素	4
	栀子黄、食用黄色素、胭脂红	2
防腐剂	己二烯酸、苯甲酸钠	4
	鱼精蛋白、ε-聚赖氨酸	2
	邻苯基苯酚、二酚类	4
抗氧化剂	异抗坏血酸钠	4
	维生素E、维生素C	1
保色剂	亚硝酸钠、硝酸钠	4
漂白剂	亚硫酸钠、硫代硫酸钠	4
质量改良剂营养添加剂	溴酸钾	4
	磷酸三钙、碳酸铵	3
调味剂	5'-鸟嘌呤苷核磷酸二钠	4
	左旋麸酰胺酸、肌苷酸（IMP）	3
	麸酸钠	1
硷水（改良剂）	多聚磷酸钠	4
	无水碳酸钾	1
	氢氧化钠、活性炭、α-淀粉酶	1

（源自日本《食品添加剂公定书说明书第6版》等，并参考国家卫生计生委颁布《食品添加剂使用标准》修正）

　　现代社会充斥着快餐和营养成分不足的食品，
而食品添加剂中有危险度极高和不高的种类，因此
不妨事先掌握哪些添加剂被归类于高度危险的种类。

　　在此将危险度分成 1 至 4，数字越大，危险度
越高。

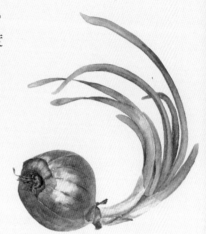

　　1. 较没问题
　　2. 安全性不明确
　　3. 可以的话最好避开
　　4. 必须尽可能避开

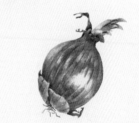

　　危险度 4 是必须尽可能避开的添加剂，包括用
于着色的人工色素，用于防腐的己二烯酸，以及用
于保色的亚硝酸钠等。危险度 3 包含质量改良剂磷
酸三钙和碳酸铵，以及用于调味的左旋麸酰胺酸等。
危险度 2 则有知名的木糖醇甜味剂，以及用于着色
的栀子黄色素等。

　　另外有一些观点认为，"所有物质皆有毒性，世
上不存在完全无毒的物质，要区分是毒是药，标准
在于用量。""化学物质并不能单纯二分为危险物质
和安全物质，不管是什么样的化学物质，风险都不
能视为零。"我个人还是希望大家尽量不要摄取危险
度高的添加剂，请多多参考 148 页的常见食品添加
剂的危险度检查表。

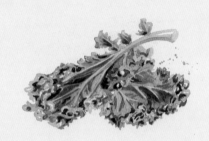

食品成分表

售卖给消费者的食品，厂商有义务依照相关标准与食品卫生管理法的规定，在包装上标明所有必要信息。

在加工食品上，必须标明产品名、内容物（依照使用比例多寡列出所有原料与食品添加剂）、内容量、消费期限或有效日期、保存方法、制造者或加工者名称与所在地。

火腿、香肠和鱼板等加工食品，一定会使用食品添加剂，所以不太建议大家食用。

此外超市或便利商店里有切好的蔬菜，因为很方便，所以购买者也多，但同样不建议大家购买。蔬菜切好后，一定会使用食品添加剂让它延长保鲜期，也就变成了加工食品，营养素会流失，所以蔬菜最好还是购买当季的。

选择农产品和畜产品的时候，可参考有机农业标准。在日本，农产品必须在两年前就不再使用农药与化肥的土地上种植，才能获得有机标志。

至于畜产品的有机标志，则必须满足喂有机农产品制成的饲料，在野外进行放牧，成长过程完全不使用抗生素等条件，这足以成为安全、安心的判断标准。

厂商也有义务将产地名称标示出来，所以不妨一并参考。

最近有许多地区都把当地的特产当成专属品牌。

加工食品的成分表

从这里开始就是食品添加剂

品　名: 饼干

配料表: 面粉、砂糖、酥油、全麦面粉、全麦乳、可可固形物、植物油脂、小米、可可油、蛋、脱脂牛奶、食盐、麦芽糊精、膨松剂、乳化剂 (大豆提炼)、香料、着色剂 (栀子黄、类胡萝卜色素、焦糖色素)

内容量: 8片

有效期限　20xx.xx.xx

保存方法: 避开阳光直晒与高温潮湿的地点存放。
　　　　　开封后请尽快食用。

有效期限有时会标示在不同的位置

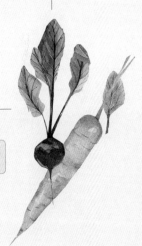

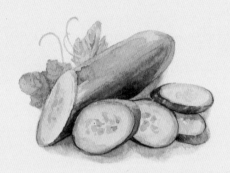

济阳医生的
预防癌症蔬果汁做法

摄取大量的蔬菜水果，是"济阳式饮食疗法"的关键，最好的方法就是通过蔬果汁摄取。

蔬菜水果含有丰富的维生素、矿物质与多酚等抗氧化物质，这些物质能够去除可能引发癌症的自由基，具有滋养补身、调整肠道环境和增强免疫力等作用，好处不胜枚举。可以连皮一起吃的蔬菜，最好连皮一起吃。

我现在要介绍的是自己每天都会喝的基础蔬果汁。建议以这个蔬果汁为基础，搭配当季的蔬菜水果加以变化。果汁机最好选用不容易破坏营养素的低转速榨汁机。

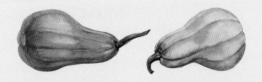

①材料

选用无农药或低农药蔬果。如果买不到，购买超市里的蔬果也可以，但务必清洗干净。

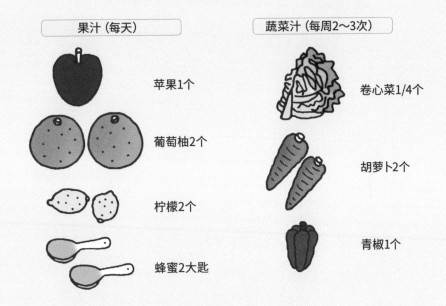

果汁（每天）

苹果1个

葡萄柚2个

柠檬2个

蜂蜜2大匙

蔬菜汁（每周2～3次）

卷心菜1/4个

胡萝卜2个

青椒1个

②清水浸泡

为了去除附着在果皮上的农药，请在前一天晚上就开始浸泡。

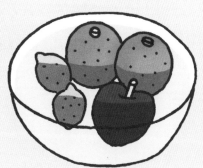

③去皮、切块

为了避免果皮内的多酚流失，苹果皮只要去掉一半即可。葡萄柚和柠檬则需去皮去籽之后，切成适当大小。

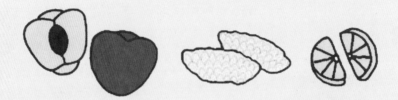

④放进榨汁机

如果有左图类型的榨汁机，请先榨出葡萄柚和柠檬的果汁。如果没有，就挖出果肉全部放进右图类型的榨汁机里。

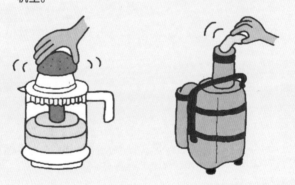

⑤大功告成

加入两大匙蜂蜜，搅拌之后即可饮用。
记住不要放置太久，一做好就立刻喝掉吧！

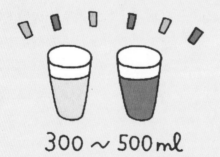

300～500ml

　　我对脱离癌症的每日饮食习惯提出了各式各样的建议。我相信应该有读者会对我个人的饮食习惯感到好奇，所以在此稍微介绍一下。

　　我基本上都是早睡早起。每天早上五点起床，喝下两三杯煎茶后，稍微翻阅一下报纸。早餐大概从七点开始，每天全家都会聚在一起榨果汁喝。

　　用一个苹果、两个葡萄柚、两个柠檬榨成汁之后，加入两大匙蜂蜜，这样就是一人份的果汁。另外一周内会有两到三次加入胡萝卜、白萝卜叶、油菜、菠菜、卷心菜、莴苣、芹菜、香芹，以及柳橙等当季蔬菜水果，做成蔬果汁，每人喝200毫升左右。在我们家，制作蔬果汁的工作是由我负责的。

　　早餐基本上是吃糙米（每三天吃一次糙米粥）、味噌汤、纳豆、腌渍酱菜、酸梅，并适当搭配洋葱切片、炒绿豆芽、卷心菜、荷包蛋作为配菜。然后还会加上萝卜泥。萝卜泥的食用分量是一碗的量。味噌汤的材料我一直都是用蛤蜊等贝类、海带、豆腐，或者滑子菇、蟹味菇泡出来的汁液。饮用昆布根茶时，我会把昆布根含在嘴里，像咀嚼口香糖那样边嚼边出门上班。

午餐则是一颗苹果和 500 克的酸奶。等到下午三点肚子开始饿的时候，再补充一些香蕉、柳橙和杧果等水果，杏仁等坚果，以及蜜枣干等水果干。水果的抗氧化力非常强大，能够去除体内的自由基，所以最适合当成点心食用。

晚餐必须参加应酬或餐会时，饮食限制就比较宽松。不过肉类料理大概一星期吃一次。

我喜欢喝酒，每天晚上都会小酌一番。不过像威士忌或烧酒等酒类我都会掺水，顶多只喝两三杯。在家喝酒的下酒菜，主要是少盐的腌渍蔬菜、毛豆、榨菜、坚果类，或者墨鱼和脂眼鲱等鱼类。

我的饮食基本上都非常清淡，午餐没有任何盐分。当我吃生鱼片或烤鱼等食物想要蘸酱的时候，我会在薄盐酱油里加入一半的醋，然后蘸取一点点醋酱油食用。

我的视力一向良好，对外科医生来说，视力就是生命。我50 多岁时，眼睛疲劳非常严重，所以曾研究了许多资料来恢复视力，现在我已经 70 多岁了，两眼视力依然都是 1.0，不

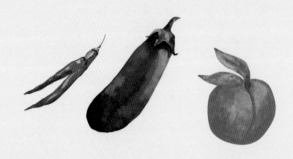

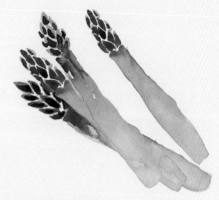

需要老花镜，我想这一定是因为通过蔬菜水果摄取到了丰富的钾，加上盐分摄取量也少，总之是多亏了饮食习惯的改变。

我虽然会在癌症患者身上实施"济阳式饮食疗法"（营养·代谢疗法），但是我完全没有否定手术、化疗和抗癌药物等癌症三大疗法。我只是选择了改善、治愈癌症的预防工作，尤其是治愈晚期癌症，作为我一生的工作，我是一个将其视为终生事业的消化外科医生。

就现代医学来说，难以完全治愈，但是又不到末期的癌症，我称之为晚期癌症。我认为如果不能治愈晚期癌症，就没有办法抹去目前社会大众对医疗体系和医生的不信任感。

书中已有详述，我是在某个时期开始感受到三大疗法还是有治疗的极限，所以才在饮食疗法里面寻求"活路"。现在我也是一直尽我所能适当地实施三大疗法，并同时进行饮食疗法。

就结果来说，我的治愈成效出现了飞跃性的进展。不过我的饮食疗法尚未完成，还需要长期研究，我希望我的饮食疗法能尽可能接近完美，我也将为了让更多患者受惠而继续钻研下去。

不过我现在的想法是，推动预防医疗才是 21 世纪的当务之急。

比起治疗疾病，小心预防疾病更为重要。尝试进行预防医疗，正是医生的重大使命。以饮食习惯来说，我们必须回归到传统的饮食，必须重新检视能够创造、维持健康的生活习惯。只要用心去做，生活一定能获得改善。

现在拿起这本书翻阅的各位，如果本书能让您改变观点，认为健康是最重要的，并从这本书开始，度过充实的人生，那就太好了。

"让食物变成你的药。"

这是活跃于公元前 5 世纪的西方医学之父，希腊的希波克拉底在 2500 年前所说的话。食物才是治疗百病的最佳药物。活在现今这个饱食时代，我们必须注意这句话沉重的意义。

最后，我想把希波克拉底的这句话，送给所有阅读此书的人。

济阳高穗